ANDREA MALZONE

CAMBIA IL TUO CORPO

Come Avere un Corpo Snello, Tonico e in Forma Dimezzando i Tempi e Ottimizzando i Risultati

Titolo

"CAMBIA IL TUO CORPO"

Autore

Andrea Malzone

Editore

Bruno Editore

Sito internet

http://www.brunoeditore.it

Sommario

Introduzione

Almeno una volta nella vita, ogni personal trainer si sarà sentito chiedere: «Vorrei avere un fisico più muscoloso, più tonico; cosa devo fare?» Non è semplice rispondere. Il problema principale è dovuto al fatto che il raggiungimento di tale obiettivo, avere un corpo di qualità in termini sia estetici che funzionali, dipende da una miriade di fattori: età, passato sportivo, alimentazione, stile di vita e conseguente livello di stress, come tanti altri ancora.

In questo corso troverete molte informazioni per poter ottenere il corpo che desiderate. Saprete tutto ciò che vi consentirà di fare il salto di qualità. Mi rendo conto, purtroppo, come ancora oggi, in questo settore, ci sia tanta disinformazione e superficialità, non solo tra i frequentatori delle palestre, bombardati dalle centinaia di informazioni che circolano sui giornali o via internet, per esempio, ma soprattutto tra gli operatori del settore stesso. Questo corso vuole darvi, insomma, le dritte necessarie per poter ottenere risultati ottimali rapidamente. Sfaterò tutta una serie di miti e luoghi comuni e vi rivelerò gli errori che si commettono; avrete, insomma, lo strumento per allenarvi al meglio. Vi fornirò, inoltre, un programma di allenamento della durata di 28 settimane, 7 mesi. Vi darò: *Change Your Body*

Questo programma nasce da anni di esperienza nel mondo del bodybuilding e della preparazione atletica, testato su decine e decine di persone, dandomi sempre ottime soddisfazioni. Sarà un programma duro, dovrete lavorare sodo e faticare tanto, ma se lo eseguirete in modo corretto e, soprattutto, se lo abbinerete a un adeguato piano alimentare, non potrà non darvi i risultati desiderati. Prima di iniziare ad allenarvi, però, dovete avere ben chiare un po' di cose:

1) Questo programma non può essere utilizzato se soffrite di problemi muscolari, tendinei o articolari. Dovete essere in ottima salute!

2) Dovete sempre adoperare una tecnica perfetta nell'esecuzione di ogni esercizio.

3) Mangiate bene! Se sapete di non avere la voglia o la costanza di alimentarvi in un certo modo, non seguite questo programma, sarebbe una perdita di tempo.

4) Prima di iniziare, fatevi scattare delle foto sia frontali che

dorsali che laterali; potrete osservare i cambiamenti graduali del vostro fisico nel corso dei mesi.

5) Se un giorno non vi sentite in gran forma, non dovete necessariamente allenarvi. Recuperate, riposatevi. Il riposo fa parte del gioco, ed è un fattore essenziale per poter migliorare.

Ascoltate il vostro corpo! Prima di vedere nello specifico le caratteristiche del programma, passiamo alle note dolenti, vale a dire a tutto ciò che potrebbe pregiudicare i vostri risultati: i tre sabotatori del vostro successo.

CAPITOLO 1:
Come allenarsi con successo

Opero da anni in questo settore e, vi posso assicurare che ne ho viste di cotte e di crude. Ho conosciuto tanta di quella gente da essermi fatto un'idea abbastanza chiara dei motivi per i quali molti non riescono a raggiungere il loro obiettivo. Voglio elencarvi quelli che, secondo me, potrebbero essere i principali sabotatori del vostro successo.

Primo sabotatore: mancanza di obiettivi

Può sembrarvi strano, detto così, semplice semplice, ma credo che questa sia una delle cause principali che induce una persona a gettare la spugna. Molti, come si dice in genere, "desiderano", ma pochi sono quelli che "vogliono" veramente un corpo apprezzabile e, per ottenerlo, sono disposti a fare determinati sacrifici. C'è una grande differenza tra desiderare e volere veramente una cosa: ricordatevelo! La maggior parte non ha la minima idea di che fisico voglia; se desidera, per esempio, essere più robusta o più asciutta e atletica; insomma non sa dove sta andando, quale sia l'obiettivo che vuole raggiungere. Se nella vostra mente non avete sin dall'inizio un'idea ben precisa di ciò che volete ottenere, fallirete miseramente! Fate questo esercizio prima di iniziare il mio programma: chiudete gli occhi e immaginate il fisico dei vostri sogni. Pensate a come dovrebbero essere le vostre braccia, i vostri pettorali, le vostre spalle e così via; insomma fatevi un bel quadro. Vi assicuro che perdere ogni tanto pochi minuti del vostro tempo per fare questo semplice ma efficace esercizio mentale, specie nei momenti più duri, quando vorreste mollare e ritornare alla solita routine, può esservi solo di grande aiuto. Insomma, il vostro obiettivo dovrà costantemente seguirvi, essere sempre nella vostra testa.

Deve essere, inoltre, un obiettivo ben preciso, non generico. Non dite a voi stessi: «Voglio un bel corpo», ma dite: «Voglio un corpo ben definito, con una percentuale di grasso dell'8%», per esempio.

SEGRETO n. 1: ponetevi un obiettivo raggiungibile e fatelo vivere costantemente con voi. Ricordate: solo chi ha un

obiettivo preciso ce la metterà tutta per raggiungerlo.

Secondo sabotatore: lo stress

Ecco il nemico numero uno di ogni bodybuilder! Facciamo un gioco! Pensate a quante volte, nel corso della giornata, vi capita di dire o pensare: «Che stress oggi», «Che giornata stressante», «Come mi stressa il lavoro» e simili. Io credo che, se non proprio in questa maniera, qualcosa di simile lo direte o, almeno, lo penserete parecchie volte. Ovviamente mi riferisco non alle frasi o ai pensieri in sé, ma alla misura e al modo in cui subite lo stress.

Vediamo un po', quindi, cosa succede quando "siamo stressati". Lo stress innesca tutta una serie di eventi di varia natura nel nostro organismo. Quello che sicuramente più ci interessa è la produzione di un ormone, il *cortisolo*, da sempre prodotto dal nostro organismo.

Basti pensare come il cortisolo fosse di grande aiuto per i nostri antenati sin dall'era prestorica. Essi dovevano combattere, lottare e difendersi duramente per la sopravvivenza, per cui il loro corpo innescava meccanismi finalizzati a fare in modo che avessero l'energia necessaria per lottare, o fuggire, o riuscire anche a stare senza nutrirsi per lunghi periodi. Diciamo che tali meccanismi li abbiamo anche noi dell'era moderna, ma, ovviamente, in situazioni e contesti diversi. Viviamo in una società in cui gli stressor non sono fortunatamente rappresentati da belve feroci o periodi di carestia, ma da situazioni e cause differenti, come problemi sul lavoro, rapporti con i colleghi, litigi con il partner, e chi più ne ha più ne metta.

Tutto questo aumenta i nostri livelli di stress e quindi di cortisolo. Ma cosa fa questo ormone? È un ormone catabolico, cioè, tende, tra le altre cose, a distruggere le nostre proteine muscolari per darci energia come se dovessimo lottare o fuggire da un animale feroce. Inoltre, é un ormone iperglicemizzante: aumenta i livelli di zucchero nel sangue, sempre con lo scopo di fornirci energia di pronto utilizzo. L'aumento della glicemia innesca, a sua volta, la produzione di un altro ormone, l'insulina, ormone ingrassogeno per eccellenza.

Insomma questo maledetto cortisolo ci toglie muscolo e ci rende grassi! Peggio di così credo che non possa andare. Vi chiederete allora: «Cosa possiamo fare quindi? Come risolviamo il problema? Non uscire più di casa, non subire più questa società con tutti i fattori che scatenano lo stress?» Assolutamente no! Anzi, lo dovrete fare, ma con uno spirito diverso, con animo, più sereno, possibilmente, e con una maggiore dose di ottimismo.

Ovviamente ci sono anche dei comportamenti, di cui voi siete direttamente responsabili, che possono causare una grossa produzione di cortisolo e, quindi, limitare i vostri guadagni in termini di miglioramenti. Li potrete e dovrete, pertanto, modificare e controllare. Vediamoli brevemente:

1) non fare colazione o farla con il classico caffè preso in fretta e furia;

2) dormire poco e male;

3) allenarsi per oltre un'ora e mezza;

4) bere alcool in quantità smodata.

Ecco! Questi sono i fantastici quattro amici del cortisolo. Se non farete più queste cose, vi posso assicurare che il vostro corpo sarà più energico; riuscirete a mettere su un bel po' di massa muscolare, riuscendo a rimanere magri e in forma per il resto della vostra vita.

SEGRETO n. 2: lo stress può essere gestito nel migliore dei modi, sta solo a voi volerlo, applicando queste semplici indicazioni. Sforzatevi di essere più ottimisti e fiduciosi del futuro, nei limiti del possibile e il vostro corpo migliorerà.

Terzo sabotatore: mancanza di disciplina alimentare
Sicuramente in palestra avrete sentito dire decine e decine di volte le classiche frasi riguardo il rapporto allenamento\alimentazione. La più ricorrente è: «Se vuoi migliorare, ciò che conta è l'alimentazione, l'allenamento passa in secondo piano». Io credo che ci voglia l'uno e l'altro, un 50\50. Certo che se non mangiate le cose giuste al momento giusto, vanificherete tutti i vostri sforzi.

Escono in continuazione nuove diete, nuovi approcci all'alimentazione e tutte promettono miracoli. Ovviamente l'alimentazione dovrà essere molto personalizzata. Ognuno di noi risponde meglio a una certa quantità di nutrienti; parliamo ovviamente dei carboidrati, delle proteine e dei grassi. Tuttavia, anche se specifica, l'alimentazione di ogni buon bodybuilder è caratterizzata da regole cui nessuno deve e può sottrarsi. Sono quattro, semplici e di facile attuazione. Basta volerlo, senza cercare scuse inutili. Eccole:

1) Fare una colazione adeguata rappresentata da una buona dose di proteine di elevato valore biologico, e quindi: uova, salumi magri, latticini, carboidrati complessi, meglio se di tipo integrale (pane di segale o di farro, per esempio) e grassi buoni come quelli della frutta secca;

2) Fare 2\3 spuntini nel corso della giornata;

3) Alimentarsi in modo ottimale immediatamente dopo ogni sessione di allenamento, meglio se nei primi 30\60 minuti;

4) Ad ogni pasto inserire la giusta quantità di proteine, senza eccedere, mi raccomando!

Insomma, mangiare in modo sano. Non mangerete più solo ed esclusivamente per sopravvivere, ma vi nutrirete per alimentare i vostri muscoli. Per l'intensità del mio programma, i muscoli avranno bisogno di tutto il necessario per poter crescere, e quindi, bando a snack inutili, dolci, pizza e simili, almeno per i primi 6 giorni della settimana. La domenica potrete, invece, prendervi il giorno libero per mangiare ciò che più desiderate.

SEGRETO n. 3: dovete semplicemente dare ai vostri muscoli tutti i nutrienti necessari alla loro crescita, e il gioco è fatto!

Ora che conoscete cosa può limitare il vostro potenziale di crescita, passiamo ad analizzare nel dettaglio il mio programma *Change Your Body*.

RIEPILOGO DEL CAPITOLO 1:

- SEGRETO n. 1: Ponetevi un obiettivo raggiungibile e fatelo vivere costantemente con voi. Solo chi ha un obiettivo ben preciso farà tutto il necessario per raggiungerlo.

- SEGRETO n. 2: Lo stress può essere gestito nel migliore dei modi; sta solo a voi volerlo, applicando queste semplici indicazioni. Cercate di essere il più possibile ottimisti, positivi e fiduciosi: il vostro corpo migliorerà.

- SEGRETO n. 3: Dovete semplicemente dare ai vostri muscoli tutti i nutrienti necessari alla loro crescita, e il gioco è fatto!

CAPITOLO 2:
Come eseguire il programma

Vediamo finalmente come si articola il programma e quali sono le caratteristiche di ogni fase. *Change Your Body* è fatto di 3 elementi basilari. Analizziamoli insieme!

- *Periodizzazione*: andremo ad allenare qualità specifiche in determinati periodi. Non lasceremo nulla al caso. Non vi capiterà più di entrare in sala pesi, guardarvi attorno e chiedervi: «E oggi cosa alleno? Ok faccio un pò di braccia...le braccia, più o meno si sà , attirano sempre le donne...».

- *Selezione accurata degli esercizi*: utilizzerete quelli migliori, quelli che andranno ad attaccare i vostri muscoli da ogni angolazione in modo da creare un corpo armonico. Ovviamente, è sottinteso che tali esercizi dovranno essere eseguiti con la migliore tecnica possibile.

- *Metodiche di allenamento*: utilizzerete le migliori tecniche. Grazie ad esse otterrete risultati sorprendenti in breve tempo.

Di schede di bodybuilding ne ho viste tante e, per la verità, molte sono noiose e ripetitive. Si sa che chi fa uso di sostanze anabolizzanti può ottenere risultati anche grazie a mediocri tabelle. Io mi rivolgo a un pubblico di atleti al naturale, per cui è necessaria un'accurata programmazione e non lasciare nulla al caso.

SEGRETO n. 4: ecco cosa manca alla gran parte dei programmi in palestra: periodizzazione accurata, prescrizione dei migliori esercizi, efficaci metodiche di allenamento. Ora avete tutti i mezzi per raggiungere l'obiettivo.

Il programma é diviso in 2 fasi: una prima fase, della durata di 16 settimane, dedicata alla costruzione di una solida base muscolare. In pratica getteremo le fondamenta. Punteremo a un aumento della massa magra, il muscolo per intenderci, e a portare a livelli ottimali la vostra forza. La prima fase verrà suddivisa in 4 Mesocicli :

Primo Mesociclo: Adattamento (4settimane)

Ora comincia l'allenamento. È necessario risvegliare "dolcemente" i vostri muscoli. È un mesociclo di preparazione a ciò che vi aspetta tra poco; adopereremo tecniche cui probabilmente siete già abituati: set classici e aumento graduale del carico. L'obiettivo é adattare tendini, tessuto muscolare e articolazioni. Nulla di sconvolgente, insomma. Nel caso in cui iniziate il programma già allenati, potrete passare direttamente al secondo mesociclo.

Secondo e Terzo Mesociclo: Ipertrofia (8 settimane)

Andremo a ricercare l'ipertrofia muscolare tramite tensione intramuscolare con carichi pesanti, aumento del tempo sotto tensione e densità. Ci serviremo di tecniche che vi faranno sudare veramente tanto. Spesso l'errore più frequente è allenarsi in maniera sempre uguale, non variando mai il numero di serie, ripetizioni o metodiche.

Non potete immaginare in quanti facciano così. Anni e anni passati ad allenarsi con la solita e noiosa routine. E non parlo solo dei comuni utenti di palestra, ma anche di bodybuilder di un certo livello. Un esempio classico, rapportato al mondo della corsa (mia grande passione) è quello del runner, che per anni e anni corre sempre a un'andatura costante, lenta, forse troppo. Passano gli anni e i suoi tempi non migliorano. Poi un giorno dice: «Fammi provare a fare qualcosa di diverso; oggi voglio fare delle ripetute». E all'improvviso i suoi tempi decollano, corre più veloce e si stanca di meno! Ecco! Proprio questo faremo ora. Voglio sconvolgere la vostra vita di palestra, proponendovi un metodo nuovo, un approccio senz'altro diverso rispetto a quello cui siete abituati.

SEGRETO n. 5: variare costantemente gli stimoli é il segreto dei grandi bodybuilder. Solo stimolando il corpo in modi differenti e programmati, otterrete risultati.

Quarto Mesociclo: Forza (4 settimane)
L'obiettivo di questo secondo mese è quello di elevare i vostri livelli di forza. Spesso, noto come si è riluttanti ad allenare tale qualità, per il semplice fatto che si crede di poter raggiungere risultati decenti anche senza andarla a stimolare direttamente. Forse nei primi momenti della vostra vita sportiva potrebbe essere

così. Basti pensare al principiante che può migliorare sia in termini di ipertrofia che di forza anche grazie all'uso di carichi medio-bassi.

Tuttavia, dopo un po' di tempo serve qualcosina in più per stimolare il corpo ad andare avanti e progredire. Ecco, allora, che dovrete eseguire degli allenamenti specifici, che consentano un reclutamento totale delle vostre unità motorie e vadano a stimolare le cosiddette fibre rapide, quelle dal più alto potenziale di crescita.

SEGRETO n. 6: eseguite degli allenamenti specifici, che consentano un reclutamento totale delle vostre unità motorie e vadano a stimolare le cosiddette fibre rapide, quelle dal più alto potenziale di crescita.

Il secondo macrociclo avrà, invece, una durata di 11 settimane. Nella seconda fase l'obiettivo sarà quello di ridurre quanto più possibile i livelli di massa grassa e mantenere, se non aumentare, quelli di massa magra. È un momento molto particolare in cui bisognerà prestare tanta attenzione non solo a come ci si allena, ma soprattutto alla quantità e qualità di cibo introdotta. Vi dico un po' gli errori, ma sarebbe meglio parlare di orrori, che ho notato in anni di esperienza e che portano tanti a ridursi all'osso in questa fase. Non solo, ma sono vuoti, muscolarmente parlando, e non hanno perso neanche tanto grasso. Ecco cosa non dovrete mai fare nel corso della vostra vita sportiva:

Primo orrore: eseguire costantemente un numero di ripetizioni elevato (più di 15\20). Ancora oggi circola la favoletta che per dimagrire basta fare tante ripetizioni. Signori! Scordatevi tutto ciò, perché non è così! Anche in questo periodo dovrete continuare ad adoperare carichi di una certa importanza. Dovrete obbligare il corpo a voler mantenere la massa muscolare così duramente conquistata, e questo sarà possibile solo se continuerete a sforzarvi a sollevare tanti kg. Ovviamente, e questo lo vedrete bene nel corso del programma, non ci sarà solo tanto carico, ma si cercherà di combinare anche elementi in cui ci sia il fattore densità, cioè, eseguirete una grossa mole di lavoro in breve tempo. Per cui, via libera a tecniche speciali che andranno a colpire ogni vostra fibra muscolare e che innalzeranno, come non mai, il metabolismo.

SEGRETO n. 7: occorre utilizzare range di ripetizioni e tecniche di allenamento sempre differenti per stimolare ogni fibra muscolare. Solo così migliorerete.

Secondo orrore: fare tanto tanto cardio. Questa é un'altra convinzione ormai radicata, che proprio non si riesce a estirpare dalla testa di tanti. Come vedremo meglio tra poco, troppa attività aerobica non vi aiuterà a raggiungere la qualità muscolare che ricercate. Ho visto bodybuilder eseguire ore di cardio, specialmente poco prima di una gara, con la speranza di perdere il troppo grasso accumulato in fase di massa. Arrivano poi sul palco con 2 problemi: sono ancora grassi o per lo meno non hanno la definizione giusta per gareggiare, e i loro muscoli sono "spenti". Il cardio va eseguito sì, ma in maniera giudiziosa e programmata.

SEGRETO n. 8: come ogni cosa, anche il cardio merita la sua parte, basta non esagerare.

Primo Mesociclo: Alta intensità (4 settimane)
Tale fase sarà caratterizzata da un'elevata intensità, ma da un volume (numero di serie ed esercizi) medio/basso, in modo da

dare uno stimolo adeguato senza portare il nostro fisico a una condizione di sovrallenamento. In particolare, non eccedere nel volume è importante soprattutto nel momento in cui si ha il passaggio, come avverrà ora, da un regime alimentare, finalizzato all'aumento della massa muscolare, fatto quindi di un numero elevato di calorie giornaliere, a uno più restrittivo, il cui obiettivo è quello di farci ottenere la tanto desiderata definizione muscolare. Ciò consentirà al nostro corpo di sopportare al meglio questo stress. Nello stesso tempo, aumentare l'intensità dei vostri workout, grazie a determinate metodiche di allenamento, favorirà il vostro dimagrimento.

Secondo Mesociclo: Intensità e densità (4 settimane)
Vedremo, da un lato, l'utilizzo di carichi elevati, fondamentali per poter mantenere una buona dose di massa muscolare e forza che, altrimenti, potrebbero venir meno a causa di un regime alimentare ipocalorico e, dall'altro, l'impiego di tecniche volte ad aumentare la densità della seduta per poter ridurre più velocemente il tanto odiato grasso.

Terzo Mesociclo: Densità assoluta (3 settimane)

Vedrà il fattore densità come principale protagonista. Questo è anche il motivo per cui quest'ultimo ciclo durerà solo 3 settimane. Una durata maggiore provocherebbe perdita di muscolo, quello che vogliamo assolutamente evitare. Intensità e densità, connubio perfetto per ridurre la tanto odiata massa grassa.

Una cosa mi preme sottolineare: anche se avete per le mani uno dei migliori programmi di allenamento che abbiate mai seguito, sta tutto a voi eseguirlo nel migliore dei modi. In particolare, come già detto, dovrete eseguire gli esercizi con una tecnica perfetta! Ogni singola ripetizione dovrà essere ineccepibile. La velocità del movimento dovrà essere quella che ora vi indicherò:

1) Fase eccentrica (quella, per intenderci, in cui il peso verrà rilasciato) lenta e controllata (3\4 secondi);

2) Fase concentrica (quella in cui il peso viene sollevato) più esplosiva, ma sempre controllando l'attrezzo che state usando.

Non voglio che "sbatacchiate" il bilanciere o il manubrio da una parte all'altra. Questo è ciò che farà la differenza. Tanti ragazzi dal grandissimo potenziale, purtroppo non riescono a sfruttarlo per un'esecuzione assolutamente sbagliata anche degli esercizi più semplici. Sapete qual é la causa in genere? È la voglia di usare carichi superiori alle proprie capacità. Questo causa tutta una serie di posture e movimenti scorretti che non consentono al muscolo di lavorare al meglio. Oltretutto si rischia anche di farsi male. Ricordate: prima l'esecuzione e poi il peso.

SEGRETO n. 9: trovate il carico adeguato alle vostre capacità, riuscirete a ottenere risultati sorprendenti anche senza sollevare quintali.

Prima di passare all'azione, vedremo come poter combinare il programma di potenziamento muscolare con l'attività cardiovascolare.

RIEPILOGO CAPITOLO 2:

- SEGRETO n. 4: Ecco cosa manca alla gran parte dei programmi in palestra: periodizzazione accurata, prescrizione dei migliori esercizi, efficaci metodiche di allenamento. Ora avete tutte i mezzi per raggiungere l'obiettivo.

- SEGRETO n. 5: Variare costantemente gli stimoli é il segreto dei grandi bodybuilder. Solo stimolando il corpo in modi differenti e programmati, otterrete risultati.

- SEGRETO n. 6: Eseguite degli allenamenti specifici, che consentano un reclutamento totale delle vostre unità motorie e vadano a stimolare le cosiddette fibre rapide, quelle dal più alto potenziale di crescita.

- SEGRETO n. 7: Occorre utilizzare range di ripetizioni e tecniche di allenamento sempre differenti per stimolare ogni fibra muscolare. Solo così migliorerete.

- SEGRETO n. 8: Come ogni cosa, anche il cardio merita la sua parte, basta non esagerare.

- SEGRETO n. 9: Trovate il carico adeguato alle vostre capacità, riuscirete a ottenere risultati sorprendenti anche senza sollevare quintali.

CAPITOLO 3:

Come eseguire il cardio nel corso del programma

Nel capitolo precedente abbiamo esaminato quali fasi caratterizzeranno il nostro programma. Ora vedremo come utilizzare al meglio il tanto amato cardio per poter ottenere risultati ottimali. Ritengo che un atleta che già si allena abbastanza in sala pesi, non abbia sempre bisogno di dedicarsi all'attività aerobica. Tuttavia, in diversi casi, ho potuto osservare come un po' di corsa o altre attività di tipo aerobico, come cyclette, vogatore ecc. possono essere di grande beneficio per coloro che vogliono ottenere una buona definizione e qualità muscolare.

L'errore che il più delle volte mi capita di osservare è che tale attività viene svolta a inizio seduta, prima di ogni allenamento di bodybuilding. Ragionate un attimo! Se eseguo 30\45 minuti di corsa per esempio prima di una pesante seduta di pesistica, quali saranno le conseguenze? Ovviamente non avrò l'energia, poi, per potermi allenare al meglio e poter dare il 100%. Il vostro obiettivo è quello di ottenere un fisico muscoloso, forte e definito, oppure correre una maratona? Nel caso in cui il vostro obiettivo non fosse quello di correre a New York, non praticate mai del cardio prima di ogni sessione, al massimo 5\10 minuti per potervi riscaldare, e non di più!

SEGRETO n. 10: mai praticare lunghe sessioni di attività aerobica prima di dedicarsi ai pesi. 5\10 minuti possono bastare.

Ritengo anche che due siano i momenti più vantaggiosi per poter eseguire tale sessione e sfruttarne i vantaggi appieno, riuscendo a rimanere magri e in forma: il primo, é al mattino, a digiuno, e appena svegli.

Il nostro corpo è molto ben predisposto a bruciare grassi: al mattino ci troviamo, venendo dal lungo digiuno notturno, in una condizione di ipoglicemia, sempre che non vi siate svegliati di notte a farvi un bel panino! Questo fa sì che l'organismo sia costretto a utilizzare più rapidamente il grasso di deposito per ottenere energia. Tra l'altro, eseguire attività fisica di buon mattino accelera enormemente il metabolismo e migliora l'umore, grazie alle endorfine che vengono rilasciate. Questa tecnica è molto efficace, ma dovrete prestare estrema attenzione a due cose:

1) Non dovrete correre eccessivamente. Bastano 20\30minuti, e non di più. Esagerare porterebbe a un utilizzo, a scopo energetico, anche delle proteine muscolari, e questo é assolutamente da evitare. Inoltre praticare attività aerobica di lunga durata innalza i livelli di cortisolo e, come abbiamo visto in precedenza, tale ormone tende a catabolizzare il tessuto muscolare. A causa di queste sue caratteristiche è consigliabile pertanto non prolungare eccessivamente la durata di questo tipo di seduta.

2) Dovrete integrarvi al meglio prima di partire. Infatti, per evitare il catabolismo muscolare nel corso della seduta, vi consiglio di utilizzare gli aminoacidi ramificati, classico integratore con funzione sia energetica che anticatabolica. In questo modo potrete correre un po' più tranquilli, certi che il corpo non ricaverà energia dai vostri muscoli.

SEGRETO n. 11: correre in condizioni di digiuno è una potente arma per perdere velocemente i chili di troppo e mantenersi in forma.

Il secondo momento in cui ritengo utile effettuare un po' di cardio, è subito dopo la seduta in palestra: dopo un pesante allenamento di bodybuilding, il nostro corpo si trova scarico di glicogeno e, per potersi sostenere, sfrutterà i grassi di deposito. Anche in questo caso 20 minuti possono bastare.

Vi consiglio di iniziare con due brevi sessioni di 20 minuti al mattino, in giorni differenti rispetto a quelli in cui eseguirete gli allenamenti del secondo macrociclo, fase il cui l'obiettivo è ottenere la desiderata definizione muscolare. Se non vi dovesse suonare la sveglia, può andar bene eseguire l'attività aerobica anche alla fine dell'allenamento in palestra.

SEGRETO n. 12: brevi sessioni di attività aerobica vi consentiranno di portare a livelli ottimali la vostra percentuale di grasso.

Vi consiglio di non premere troppo sull'acceleratore nell'eseguire questa breve sessione. Poiché in palestra eseguirete allenamenti molto duri, inserire ulteriori sessioni di grande intensità, come, per esempio, adoperare tecniche del tipo "interval training" (alternanza di fasi di 30\60 secondi ad alta intensità a fasi di 30\90 secondi di bassa intensità) significherebbe andare incontro al sovrallenamento. Per cui correrete per 20\30 minuti a ritmo moderato.

Nel caso poteste usare un cardiofrequenzimetro, dovrete rimanere in un range tra il 60 e il 75% della vostra frequenza cardiaca massima, calcolabile approssimativamente con questa semplice formula: 220 – età. Tale range consente di sfruttare appieno i grassi come fonte energetica ed essendo l'intensità bassa non condizionerà il recupero muscolare.

SEGRETO n. 13: eseguite aerobica a bassa intensità per non compromettere tutti i vostri sforzi in palestra e cadere nella trappola del sovrallenamento.

RIEPILOGO CAPITOLO 3:

- SEGRETO n. 10: Mai praticare lunghe sessioni di attività aerobica prima di dedicarsi ai pesi. 5\10 minuti possono bastare.

- SEGRETO n. 11: Correre in condizioni di digiuno é una potente arma per perdere velocemente i chili di troppo e mantenersi in forma.

- SEGRETO n. 12: Brevi sessioni di attività aerobica vi consentiranno di non accumulare grasso in eccesso.

- SEGRETO n. 13: Eseguite aerobica a bassa intensità per non compromettere tutti i vostri sforzi in palestra e cadere nella trappola del sovrallenamento.

CAPITOLO 4:

Come ottenere un addome da urlo

Gli addominali rappresentano il gruppo muscolare che tutti, nessuno escluso, vorrebbero vedere particolarmente sviluppato e definito. Non mi dilungherò sulla loro anatomia, ma vi darò tutta una serie di indicazioni pratiche per poter ottenere un addome forte e gradevolmente visibile. Intanto vediamo quali sono gli errori che il più delle volte mi capita di osservare quando vengono allenati.

Primo errore: allenarli tutti i giorni

Questo è certamente il più grande. Una semplice domanda: i pettorali, i dorsali o qualunque altro muscolo, li allenate ogni giorno? Penso proprio di no. Li allenerete una, forse, al massimo due volte a settimana. La stessa regola vale per il vostro *six pack*, come dicono gli anglosassoni. Dovrete dare uno stimolo adeguato, dovrete allenarli duramente e poi, consentire loro di recuperare. Credo che un massimo di tre sedute possa essere l'ideale. In *Change Your Body* ogni seduta presenterà esercizi differenti per colpire zone diverse di questa regione muscolare.

SEGRETO n. 14: occorre fare un allenamento intenso e infrequente per ottenere un addome scolpito e di qualità.

Secondo errore: fare centinaia e centinaia di "crunch"
Quale istruttore non si sarà mai sentito dire: «Oggi ho fatto 200 crunch; sono veramente stanco!» Dopo un mese, potrà capitare che la stessa persona gli dica: «Perché, anche se faccio 200 crunch al giorno, gli addominali sono sempre uguali?»

Le risposte sono sostanzialmente due. In primis, fare tante ripetizioni non vi darà quello spessore addominale che consente una loro visibilità e ve ne spiego il motivo. Se analizziamo le caratteristiche di questa regione, possiamo notare che le fibre muscolari, in particolar modo quelle della zona centrale, il così detto retto addominale, sono per lo più fibre rapide e non lente come molti credono. Cosa significa questo? Le fibre rapide entrano in azione nel momento in cui dobbiamo compiere movimenti esplosivi, di forza, quindi di alta intensità; fare molte ripetizioni non ha molto senso, in quanto queste fibre non verrebbero attivate in maniera ottimale. Le fibre rapide, in particolare, rispondono bene a carichi medio\alti; piuttosto che eseguire le classiche 3\4 serie da 50\100 ripetizioni, eseguite 4 serie da 6\12 ripetizioni. Dovrete utilizzare, ovviamente, un sovraccarico per poterne fare 6\12 tirate e pesanti. Vedrete come dopo uno\due mesi di duro allenamento, il vostro addome inizierà ad avere un'estetica accettabile.

SEGRETO n. 15: adoperate carichi medio alti e nel giro di poco tempo i vostri addominali miglioreranno.

Gli esercizi che preferisco utilizzare sono i seguenti:
- crunch su fitball eseguito con un sovraccarico o al cavo basso;
- crunch inverso su panca inclinata;
- ponti isometrici;
- tenuta isometrica alla sbarra per trazioni;
- ponte con camminata;
- hang leg raise;

Tutti questi esercizi possono essere benissimo appesantiti con l'uso di manubri, palle mediche, giubbetti zavorrati o cavi. A voi la scelta.

SEGRETO n. 16: variate costantemente gli esercizi utilizzando quelli che facciano lavorare più intensamente la parete addominale.

In secondo luogo, la stessa persona, probabilmente, non starà seguendo un rigoroso e adeguato regime alimentare. Come dicono gli americani: «L'addome si crea in palestra, ma soprattutto a tavola». Ciò non toglie che dovrete allenarlo duramente altrimenti, pur mangiando in maniera assolutamente ineccepibile, non otterrete nessun risultato. Dunque occorre mangiare bene, dimagrire e raggiungere una percentuale di grasso almeno del 10% per vedere un addome decente. Ora vorrei analizzare una cosa che, in genere, non si trova nelle classiche diete che circolano in molte palestre: non va bene mangiare troppe proteine. Sapete bene che le proteine sono i mattoni dei vostri muscoli, per cui ne dovrete assumere una certa quantità. Ma quante? Vi starete chiedendo. La quantità varia in relazione al proprio peso corporeo, all'attività fisica che state svolgendo, alle fasi di allenamento in cui vi trovate. Ormai è ritenuta necessaria e sufficiente una quantità di proteine, per soggetti che praticano un'intensa attività sportiva, cosa che farete voi tra poco, di circa 2 gr per ogni kg di peso corporeo:

Un atleta che pesa 80 kg dovrebbe assumerne circa tra i 140 e i 160 gr, suddivisi in 5\6 pasti giornalieri. Non vale il detto: di più è meglio. La quantità ideale per pasto è tra i 25 e i 40gr. Rifacendoci all'esempio precedente il mio atleta di 80 kg potrebbe assumerne, avendo la possibilità di mangiare 5 volte al dì, circa 30 gr per pasto.

SEGRETO n. 17: calcolare la quantità di proteine di cui avete bisogno e suddividetele in 5\6 pasti giornalieri.

Non va bene ridurre eccessivamente i grassi dal piano alimentare. Mi potreste obiettare: ma i grassi non fanno ingrassare? Premesso che, in questo caso, non parlo dei grassi derivanti da fritture, dolci o cose del genere, ma dei grassi presenti nell'olio extravergine di oliva, nella frutta secca, come le mandorle o le noci, in pesci come il salmone, le sardine, lo sgombro; una loro moderata assunzione non può che farvi bene e migliorare le vostre prestazioni. Questi sono i grassi che dovrete utilizzare! Sono grassi mono e polinsaturi. Tenete conto che una dieta con un'ottimale quantità di grassi mono e polinsaturi, stimola anche una maggiore produzione di testosterone, ormone così importante per ottenere guadagni in termini di crescita e forza. Una quantità giusta è di circa il 20\30% del fabbisogno calorico giornaliero.

SEGRETO n. 18: assumete una piccola porzione di grassi buoni ad ogni pasto. Basta una manciata di frutta secca negli spuntini, e un cucchiaio di olio di oliva nei pasti principali.

L'assunzione, invece, dei carboidrati, é molto soggettiva. Ci sono atleti che tollerano bene i carboidrati complessi, pasta o riso, per esempio, per cui riescono a mangiarne anche grosse quantità senza accumulare eccessivamente grasso. Si nota anche come invece vi siano persone cui ne bastano pochi per riempire il girovita. In questo caso, la quantità più rilevante di carboidrati complessi, per esempio, potrà essere aggiunta nel pasto post workout dove non correrete il rischio che si vadano a depositare sotto forma di grasso, visto che ciò che andrete ad assumere verrà dirottato verso il tessuto muscolare per favorirne il recupero. Quindi, se volete mangiarvi un bel piatto di pasta, fatelo dopo ogni sessione di allenamento! La quantità di carboidrati ritenuta ideale varia tra il 40 e il 55% del vostro introito calorico giornaliero.

SEGRETO n. 19: in base alla propria tolleranza ai carboidrati, assumetene la quantità ideale per il vostro fisico.

Dopo questi tre passi necessari, vediamo quanto dovrete mangiare in base alle varie fasi allenamento. In primis calcoleremo il metabolismo basale, il numero di calorie necessarie per sopravvivere, con questa semplice formula: Peso Kg x 24. Subito dopo, dovremo inserire le calorie derivanti dalle attività quotidiane. In particolare se eseguite un lavoro o comunque un'attività di tipo sedentario, come uno studente o una segretaria, aggiungerete un 20% in più. Se invece siete moderatamente attivi come nel caso di un operaio, aggiungerete il 30%. Infine, se il vostro lavoro fosse veramente impegnativo dal punto di vista fisico come nel caso di un operaio addetto ai traslochi, per esempio, aggiungete il 40%. A tutto ciò, infine, dovrete aggiungere il dispendio energetico derivante dall'allenamento.

Utilizzeremo questa semplice formula rivelatasi molto attendibile: Kg atleta x 0,1 x minuti di allenamento x sedute settimanali : 7. Detto questo, facciamo un esempio per rendere meglio l'idea. Poniamo il caso che il soggetto in questione sia uno studente: 80 kg x 24 + 20% = 2300.

Inoltre il soggetto si allena per circa un'ora, 3 volte alla settimana: 80 kg x 0,1 x 60 x 3:7 = 205 calorie. In totale avremo: 2505 calorie. Detto questo, nel caso in cui dobbiate aumentare la massa muscolare e non il grasso, precisiamolo, aumentate le calorie giornaliere di circa 200\250 kcal. Dopo 2\3 settimane valutate i risultati ottenuti in termini di peso. Nel caso in cui il vostro peso fosse leggermente aumentato a favore, preferibilmente, della massa magra, non cambiate nulla; va bene così.

Diversamente, potreste aumentarle di altre 200\250kcal ancora, e così via, fino a raggiungere il numero di quelle necessarie per mettere su un po' di kg di muscolo. Ma, quando apportare tali aumenti? Due sono i momenti ideali per creare il surplus calorico:

1) durante l'allenamento, grazie all'utilizzo di bevande energetiche a base di maltodestrine, per esempio.

2) dopo ogni allenamento, aumentando la quantità di carboidrati complessi.

In entrambi i casi, il surplus calorico verrà tutto indirizzato ai vostri muscoli. Dovrete cercare di aumentare di peso lentamente, in modo che il tessuto muscolare sia la parte che maggiormente andremo ad aumentare e non il grasso.

SEGRETO n. 20: aumentando gradualmente le calorie, otterrete un miglioramento in termini di massa muscolare e non di grasso.

Potremmo fare lo stesso discorso anche nel caso in cui l'obiettivo fosse quello di dimagrire. In questo caso, riducete di un 10% le calorie dal vostro fabbisogno giornaliero. La riduzione deve avvenire in modo graduale. Non apportate immediatamente grossi cambiamenti. Ho notato come molti riducano eccessivamente la quantità di cibo introdotta specie quella derivante dai carboidrati. Dovrete ridurli sì, ma leggermente e, ripeto, leggermente. Non eliminateli!! Eliminarli significherebbe 3 cose:

1) riduzione del metabolismo;

2) perdita di massa muscolare;

3) incapacità nel portare avanti i vostri allenamenti.

Piccole porzioni ad ogni pasto e, ovviamente, la quantità maggiore subito dopo ogni allenamento. Vero é che un'eliminazione totale vi farebbe perdere chili rapidamente, ma vero è anche che si tratterebbe di una perdita ingannevole, poiché i primi chili sono rappresentati per lo più da acqua, in quanto il glicogeno tende a trattenerla nel nostro corpo. Quindi, meno glicogeno = meno acqua = meno chili. È acqua, non grasso!! Potreste ridurre anche i grassi, ma assumetene sempre la giusta quantità, ne troppo ne troppo poco. Vedrete la differenza.

SEGRETO n. 21: ridurre gradualmente la quantità di cibo da utilizzare vi consentirà di perdere massa grassa, preservando quella magra. Non evitate i carboidrati; se saprete come sfruttarli, saranno i vostri alleati in questa fase.

Un'altra domanda che spesso viene fatta é: Cosa devo mangiare, quali cibi devo ingerire per migliorare? Già detto! dovrete assumere la quantità ideale di nutrienti per poter ottenere i massimi risultati. Certo é che vi sono cibi e cibi. Ecco una tabella con gli alimenti che preferisco consigliare quando si desidera essere sempre in forma.

PROTEINE	CARBOIDRATI	FRUTTA E VERDURA	GRASSI
CARNI BIANCHE E ROSSE MAGRE (POLLO, TACCHINO, CONIGLIO, MANZO, VITELLO)	PASTA INTEGRALE	OGNI TIPO DI VERDURA	OLIO EXTRAVERGINE DI OLIVA
SALUMI MAGRI (BRESAOLA, FESA DI TACCHINO, PROSCIUTTO CRUDO MAGRO)	RISO INTEGRALE	MELE	MANDORLE
PESCE (SALMONE, MERLUZZO, DENTICE ORATA, SOGLIOLA, SGOMBRO)	PANE DI SEGALE	PERE	NOCI
UOVA INTERE O L'ALBUME	PANE DI FARRO	BANANE (SPECIE DOPO L'ALLENAMENTO)	NOCCIOLE
PROTEINE IN POLVERE	GALLETTE DI RISO	FRUTTI DI BOSCO	INTEGRATORE A BASE DI OMEGA 3
LATTICINI MAGRI	FIOCCHI DI AVENA	PESCHE	OLIO DI SEMI DI LINO

Questi sono i cibi che non dovranno mai mancare sulla vostra tavola. Sono gli alimenti ideali per nutrire al meglio i vostri muscoli. Sono ricchi di nutrienti e facilmente digeribili.

SEGRETO n. 22: adoperate cibi nutrienti, carboidrati di tipo integrale, verdura e frutta, proteine di elevato valore biologico, grassi buoni e avrete la certezza di essere sulla buona strada.

Ultimo elemento da citare, ma non ultimo per importanza, é

l'acqua. Bevete, bevete, bevete! Spesso noto come l'acqua sia uno degli elementi più sottovalutati. Non fatelo. L'acqua ha la stessa identica importanza delle proteine, dei grassi e dei carboidrati. Il vostro corpo é composto per metà di acqua, per cui non risparmiatevi.

Bastano 2\3 litri al giorno, e il gioco é fatto. Potete utilizzare anche il té verde, ottima fonte di antiossidanti. E il caffé? Utilizzatelo, ma con moderazione. 1\2 tazzine al giorno possono bastare, non di più.

SEGRETO n. 23: non solo il cibo, ma anche l'acqua creerà i presupposti per un organismo sano. 2\3 litri di acqua al giorno rappresentano la quantità ideale.

E ora alleniamoci!

RIEPILOGO CAPITOLO 4:

- SEGRETO n. 14: Occorre fare un allenamento intenso e infrequente per ottenere un addome scolpito e di qualità.

- SEGRETO n. 15: Adoperate carichi medio alti e nel giro di poco tempo i vostri addominali miglioreranno.

- SEGRETO n. 16: Variate costantemente gli esercizi utilizzando quelli che facciano lavorare più intensamente la parete addominale.

- SEGRETO n. 17: Calcolare la quantità di proteine di cui avete bisogno e suddividetele in 5\6 pasti giornalieri. Non va bene ridurre eccessivamente i grassi dal piano alimentare.

- SEGRETO n. 18: Assumete una piccola porzione di grassi buoni ad ogni pasto. Basta una manciata di frutta secca negli spuntini, e un cucchiaio di olio di oliva nei pasti principali.

- SEGRETO n. 19: In base alla propria tolleranza ai carboidrati, assumetene la quantità ideale per il vostro fisico.

- SEGRETO n. 20: Aumentando gradualmente le calorie, otterrete un miglioramento in termini di massa muscolare e non di grasso.

- SEGRETO n. 21: Ridurre gradualmente la quantità di cibo da utilizzare vi consentirà di perdere massa grassa, preservando quella magra. Non evitate i carboidrati; se saprete come sfruttarli, saranno i vostri alleati in questa fase.

- SEGRETO n. 22: Adoperate cibi nutrienti, carboidrati di tipo integrale, verdura e frutta, proteine di elevato valore biologico, grassi buoni e avrete la certezza di essere sulla buona strada.
- SEGRETO n. 23: Non solo il cibo, ma anche l'acqua creerà i presupposti per un organismo sano. 2\3 litri di acqua al giorno rappresentano la quantità ideale.

CAPITOLO 5:

Come allenarsi in modo corretto

Primo mesociclo

Durante questo mesociclo vi allenerete 3 volte a settimana, per cui vi consiglio di far trascorrere almeno un giorno di recupero tra un allenamento e l'altro. Alternate due esercizi identificati dalla stessa lettera. Per esempio, eseguite A1, riposate il tempo stabilito, e poi eseguite A2; e così via.

Primo giorno: parte superiore-inferiore

	1SETT.	2SETT.	3SETT.	4 SETT.
A1 DISTENSIONI MANUBRI PANCA PIANA	3 X 15 60SEC REC	3 X 12	3 X 12	2 X 10
A2 LAT MACHINE PRESA INVERSA	3 X 15 60SEC REC	3 X 12	3 X 12	2 X 10
B1 ALZATE LATERALI IN PIEDI	3 X 15 60SEC REC	3 X 12	3 X 12	2 X 10
B2 LEG PRESS	3 X 15 60SEC REC	3 X 12	3 X 12	2 X 10
C1 CURL BILANCIERE ANGOLATO PRESA AMPIA	3 X 15 60SEC REC	3 X 12	3 X 12	2 X 10
C2 PUSH DOWN PRESA MEDIA (POCO PIU' STRETTA DELLE SPALLE)	3 X 15 60SEC REC	3 X 12	3 X 12	2 X 10
CRUNCH	3 X MAX 60SEC REC			

Secondo giorno: parte superiore-inferiore

	1SETT.	2SETT.	3SETT.	4SETT.
A1 DISTENSIONI MANUBRI PANCA INCLINATA 45GR	3 X 15 60SEC REC	3 X 12	3 X 12	2 X 10
A2 REMATORE MANUBRIO	3 X 15 60SEC REC	3 X 12	3 X 12	2 X 10
B1 TIRATE AL MENTO PRESA LARGHEZZA SPALLE	3 X 15 60SEC REC	3 X 12	3 X 12	2 X 10
B2 AFFONDI POSTERIORI	3 X 15 60SEC REC	3 X 12	3 X 12	2 X 10
C1 SHRUG CON MANUBRI	3 X 15 60SEC REC	3 X 12	3 X 12	2 X 10
C2 CALF SEDUTO	3 X 15 60SEC REC	3 X 12	3 X 12	2 X 10
D CRUNCH PER OBLIQUI	3 X MAX 60SEC REC			

Terzo giorno: parte superiore-inferiore

	1SETT.	2SETT.	3SETT.	4 SETT.
A1 CROCI PANCA PIANA	3 X 15 60SEC REC	3 X 12	3 X 12	2 X 10
A2 LAT MACHINE TRIANGOLO	3 X 15 60SEC REC	3 X 12	3 X 12	2 X 10
B1 SHOULDER PRESS	3 X 15 60SEC REC	3 X 12	3 X 12	2 X 10
B2 IPERESTENSIONI ALLA PANCA DEI LOMBARI	3 X 15 60SEC REC	3 X 12	3 X 12	2 X 10
C1 CURL MARTELLO	3 X 15 60SEC REC	3 X 12	3 X 12	2 X 10
C2 FRENCH PRESS MANUBRI PANCA PIANA	3 X 15 60SEC REC	3 X 12	3 X 12	2 X 10
D CRUNCH INVERSO	3 X MAX 60SEC REC			

Secondo mesociclo: ipertrofia

Durante questo ciclo vi allenerete 4 volte a settimana. Vi consiglio il seguente ordine nei vostri allenamenti:

- *Lunedì*: parte inferiore catena anteriore-polpacci-trapezi-deltoidi posteriori;
- *Martedì*: pettorali -bicipiti;
- *Mercoledì*: riposo;
- *Giovedì*: parte inferiore (catena posteriore) -tricipiti;
- *Venerdì*: riposo;
- *Sabato*: dorsali-deltoidi.

La quarta settimana è di scarico, per cui riducete i carichi di un 20\30% ed eseguite il numero di ripetizioni prescritte. Dovete eseguirle in modo agevole, senza tirarle a esaurimento. Utilizzerete le seguenti tecniche:

- *Piramidale 8-6-4* o *7-5-3*: aumentate il carico ad ogni set facendo sì che l'ultimo set sia quello più pesante, deve essere tirato al limite.

- *Stripping*: eseguite il numero di ripetizioni prescritte, immediatamente dopo scalate di un 20%, ed eseguite quante più ripetizioni possibili. Questo è un set. Tale tecnica la utilizzerete in tutti i set dove é presente.

Nel secondo esercizio dovete eseguire al massimo delle energie ogni serie. Probabilmente nella seconda e terza serie sarete costretti ad abbassare i carichi di un 20% per mantenere il numero di ripetizioni prescritte.

Primo giorno: parte inferiore (enfasi catena anteriore)-polpacci-trapezi-deltoidi posteriori

	1SETT	2SETT	3SETT	4SETT
A SQUAT	3 X 8-6-4 90SEC REC	3 X 7-5-3	3 X 6-4-2	2 X 6 FACILI
B BULGARIAN SQUAT	3 X 10\12 A LATO 60SEC REC	3 X 8\10	3 X 8\10	2 X 8 FACILI
C LEG EXT	2 X 10\12 + 1 STRIPPING 75SEC REC	2 X 8\10 + 1 STRIPPING	2 X 8\10 + 1 STRIPPING	1 X 8 FACILI (NO STRIPPING)
D CALF SEDUTO	2 X 15 + 1 STRIPPING 90SEC REC	2 X 15 + 1 STRIPPING	2 X 12 + 1 STRIPPING	1 X 8 FACILI (NO STRIPPING)
E SHRUG CON MANUBRI IN PIEDI	3 X 8-6-4 75\90SEC REC	3 X 7-5-3	3 X 6-4-2	2 X 6 FACILI CARICO DELLA PRIMA SETTIMANA
TIRATE ALLO STERNO CON TRAZIBAR	2 X 15 + 1 STRIPPING 90SEC REC	2 X 15 + 1 STRIPPING	2 X 12 + 1 STRIPPING	1 X 8 FACILI (NO STRIPPING)

Secondo giorno: pettorali-bicipiti-addominali

	1SETT.	2SETT.	3SETT.	4SETT.
A PANCA PIANA	3 X 8-6-4 75\90SEC REC	3 X 7-5-3	3 X 6-4-2	2 X 6 FACILI
B CROCI PANCA PIANA	3 X 10\12 75SEC REC	3 X 8\10	3 X 8\10	2 X 8 FACILI
C PANCA INCLINATA BILANCIERE	2 X 10\12 + 1 STRIPPING	2 X 8\10 + 1 STRIPPING	2 X 8\10 + 1 STRIPPING	1 X 8 FACILI (NO STRIPPING)
D CURL BILANCIERE ANGOLATO PRESA AMPIA	3 X 8-6-4 75\90SEC REC	3 X 7-5-3	3 X 6-4-2	2 X 6 FACILI (USARE IL CARICO DELLA PRIMA SETTIMANA)
E CURL MARTELLO	3 X 10\12 75SEC REC	3 X 8\10	3 X 8\10	2 X 8 FACILI
F CURL BILANCIERE ANGOLATO PRESA INVERSA	2 X 10\12 + 1 STRIPPING	2 X 8\10 + 1 STRIPPING	2 X 8\10 + 1 STRIPPING	1 X 8 FACILI (NO STRIPPING)
G ADDOMINALI OBLIQUI, PONTE LATERALE ISOMETRICO STRIPPING *	2 X 10\12 + 1 STRIPPING 75SEC REC DOPO IL SECONDO LATO	2 X 8\10 + 1 STRIPPING	2 X 8\10 + 1 STRIPPING	1 X 8 FACILI (NO STRIPPING)

Nota:

Ponte laterale isometrico + stripping: Eseguite il classico ponte laterale isometrico (vedi foto) con un sovraccarico tenuto con la mano ad altezza bacino. Quando non riuscite più a mantenere la corretta posizione, continuate senza sovraccarico. Questa è una serie.

Terzo giorno: parte inferiore (enfasi catena posteriore)-tricipiti-polpacci

	1SETT.	2SETT.	3SETT.	4SETT.
A STACCO AL RACK	3 X 8-6-4 75\90SEC REC	3 X 7-5-3	3 X 6-4-2	2 X 6 FACILI
B PANCA STRETTA	3 X 8-6-4 75\90SEC REC	3 X 7-5-3	3 X 6-4-2	2 X 6 FACILI
C IPERESTENSIONI A UNA GAMBA ALLA PANCA DEI LOMBARI*	3 X 10\12 A LATO 60SEC REC	3 X 8\10	3 X 8\10	2 X 8 FACILI
D FRENCH PRESS MANUBRI PANCA DECLINATA	3 X 10\12 75SEC REC	3 X 8\10	3 X 8\10	2 X 8 FACILI
E1 LEG CURL	2 X 8\10 + 1 STRIPPING 60SEC REC	2 X 6\8 + 1 STRIPPING	2 X 6\8 + 1 STRIPPING	1 X 8 FACILI (NO STRIPPING)
E2 PUSH DOWN CAVO CORDA	2 X 10\12 + 1STRIPPING 60SEC REC	2 X 8\10 + 1 STRIPPING	2 X 8\10 + 1 STRIPPING	1 X 8 FACILI (NO STRIPPING)
F CALF IN PIEDI ALLA MACCHINA	2 X 10\12 + 1 STRIPPING	2 X 8\10 + 1 STRIPPING	2 X 8\10 + 1 STRIPPING	1 X 8 FACILI (NO STRIPPING)

Nota:

Iperestensioni a una gamba alla panca dei lombari: regolate l'altezza del blocco in modo tale che il cuscinetto vi poggi a circa 10 cm dall'ombelico. Posizionatevi all'interno della panca, ma eseguite l'esercizio con una gamba alla volta, concentrandovi nel tirarvi sù con gli ischiocrurali. La fase eccentrica dovrà essere molto lenta (4\5 secondi).

Quarto giorno: dorsali-deltoidi-addominali

	1SETT.	2SETT.	3SETT.	4SETT.
A1 TRAZIONI PRESA INVERSA CON SOVRACCARICO SE SIETE IN GRADO DI FARNE PIU' DI 6\8 A C.L.	3 X 6\8 75\90SEC RECUPERO	3 X 4\6	3 X 4\6	2 X 5 FACILI
A2 PUSH PRESS	3 X 8-6-4 75\90SEC REC	3 X 7-5-3	3 X 6-4-2	2 X 6 FACILI
B ARNOLD PRESS	3 X 10\12 60SEC REC	3 X 8\10	3 X 8\10	2 X 8 FACILI
C REMATORE MANUBRIO	3 X 10\12 A LATO 60SEC DOPO SECONDO LATO	3 X 8\10	3 X 8\10	2 X 8 FACILI
D ALZATE LATERALI A BRACCIA ALTERNE AL CAVO BASSO -2 SEC ISOMETRIA NEL PUNTO ALTO (ESEGUITE PRIMA UN LATO E POI L'ALTRO)	2 X 10\12 + 1 STRIPPING	2 X 8\10 + 1 STRIPPING	2 X 8\10 + 1 STRIPPING	1 X 8 FACILI (NO STRIPPING)
E LAT MACHINE TRIANGOLO	2 X 10\12 + 1 STRIPPING	2 X 8\10 + 1 STRIPPING	2 X 8\10 + 1 STRIPPING	1 X 8 FACILI (NO STRIPPING)
F ADDOMINALI CRUNCH FITBALL AL CAVO	3 X 10\12 + 1 STRIPPING	3 X 8\10 + 1 STRIPPING	3 X 8\10 + 1 STRIPPING	2 X 12\15 FACILI (NO STRIPPING)

Terzo mesociclo: ipertrofia

Durante questo mesociclo adopererete le seguenti tecniche: rest pause esaurimento (R.P.E): eseguite il numero di ripetizioni prescritte, riposate poi 15 secondi, ed eseguite quante più ripetizioni possibili; riposate 15 secondi e fatene ancora. Questa é una serie.

Time contrast (T.C.): usate un peso che potreste sollevare 12 volte. Le ripetizioni 1-2-5-6 andranno eseguite con una fase eccentrica e concentrica di 5 secondi, mentre le ripetizioni 3-4-7-8 in modo esplosivo, ma controllando sempre il carico durante la fase eccentrica. Questa é una serie.

Ovviamente, se una volta giunti all'ottava ripetizione, siete in grado di eseguire qualche ripetizione in più in modo classico, fatelo. La settimana successiva aumenterete il carico in modo da arrivare all'ottava ripetizione al limite.

Isometric time: dovrete eseguire 8 ripetizioni per serie. Nella prima ripetizione, dopo aver sollevato il carico, manterrete una contrazione isometrica, cioè, dovrete fermarvi nel punto di massima contrazione per 8 secondi. Nella seconda ripetizione, per 7 secondi, e così via. Durante ogni ripetizione "strizzate il muscolo target". Se dopo l'ottava ripetizione non siete giunti ancora al cedimento, eseguite quante più ripetizioni possibili in modo classico senza stop. La settimana successiva aumentate il carico. Vi allenerete 3 volte a settimana, con un giorno di recupero tra una seduta e l'altra.

Primo giorno: dorsali-deltoidi-addominali obliqui

	1SETT.	2SETT.	3SETT.	4SETT.
A LAT MACHINE AVANTI	2 X 8\10 R.P.E. 90SEC REC	2 X 6\8	2 X 6\8	1 X 8 (FACILE,NO R.P.E.)
B LENTO MANUBRI	2 X 8\10 R.P.E. 90SEC REC	2 X 6\8	2 X 6\8	1 X 8 (FACILE,NO R.P.E.)
C PULLEY ORIZZONTALE	2 X 8 TIME CONTRAST 75SEC REC	+ 5\10%	+5\10%	1 X 8 (FACILE,NO T.C.)
D ALZATE LATERALI IN PIEDI	2 X 8 TIME CONTRAST 75SEC REC	+ 5\10%	+5\10%	1 X 8 (FACILE,NO T.C.)
E LAT MACHINE PRESA INVERSA	2 X 8 (ISOMETRIC TIME)	+ 5\10%	+5\10%	1 X 8 (FACILE,NO T.C.)
F ALZATE 90GR	2 X 8 (ISOMETRIC TIME) 75SEC REC	AUMENTARE LEGGERMENTE SE NECESSARIO		1 X 8 (FACILE,NO T.C.)
G SIDE BEND CON MANUBRIO	3 X 8\10A LATO R.P.E. 90SEC REC	3 X 6\8	3 X 6\8	1 X 8 (FACILE,NO R.P.E.)

Secondo giorno: parte inferiore-tricipiti-polpacci

	1SETT.	2SETT.	3SETT.	4SETT.
A LEG PRESS	2 X 8\10 R.P.E. 90SEC REC	2 X 6\8	2 X 6\8	1 X 8 (FACILE, NO R.P.E.)
B FRENCH PRESS BILANCIERE ANGOLATO PANCA PIANA	2 X 8\10 R.P.E. 90SEC REC	2 X 6\8	2 X 6\8	1 X 8 (FACILE, NO R.P.E.)
C LEG CURL 1 GAMBA	2 X 8 A LATO TIME CONTRAST	+ 5\10%	+5\10%	1 X 8 (FACILE, NO T.C.)
D PUSH DOWN PRESA MEDIA	2 X 8 TIME CONTRAST	+ 5\10%	+5\10%	1 X 8 (FACILE, NO T.C.)
E LEG EXT 1 GAMBA	2 X 8 A LATO (ISOMETRIC TIME)	+ 5\10%	+5\10%	1 X 8 (FACILE, NO T.C.)
ESTENSIONI AL CAVO PRESA(PALMO IN ALTO) INVERSA BRACCIA ALTERNE	2 X 8 TIME CONTRAST	+ 5\10%	+5\10%	1 X 8 (FACILE, NO T.C.)
G CALF MONOLATERALE IN PIEDI	3 X 8 A LATO TIME CONTRAST	+ 5\10%	+5\10%	1 X 8 (FACILE, NO T.C.)

Terzo giorno: pettorali-bicipiti-addominali

	1SETT.	2SETT.	3SETT.	4SETT.
A PANCA DECLINATA BILANCIERE O MANUBRI	2 X 8\10 R.P.E. 90SEC REC	2 X 6\8	2 X 6\8	1 X 8 (FACILE, NO R.P.E.)
B PANCA INCLINATA BILANCIERE	2 X 8 TIME CONTRAST 75SEC REC	+ 5\10% SE NECESSARIO	+5\10%	1 X 8 (FACILE, NO T.C.)
C CROCI PANCA PIANA AI CAVI BASSI (NEL PUNTO DI MASSIMA CONTRAZIONE MANI UNITE E STRIZZATE I PETTORALI)	2 X 8 (ISOMETRIC TIME)	+ 5\10%	+5\10%	1 X 8 (FACILE, NO T.C.)
D CURL MANUBRI PANCA 45GR	2 X 8\10 R.P.E. 90SEC REC	2 X 6\8	2 X 6\8	1 X 8 (FACILE, NO R.P.E.)
E CURL BILANCIERE	2 X 8 TIME CONTRAST 75SEC REC	+ 5\10%	+5\10%	1 X 8 (FACILE, NO T.C.)
F CURL MARTELLO PANCA 30GR	2 X 8 (ISOMETRIC TIME)	+ 5\10%	+5\10%	1 X 8 (FACILE, NO T.C.)
G ADDOMINALI: CRUNCH INVERSO PER 3 MINISET *	3 X MAX + MAX + MAX 90SEC REC			

Nota tecnica:

Addominali-Crunch inverso per 3 mini set: partire dalla panca degli addominali inclinata a 60\75°; dopo averne eseguiti quanti più possibili, abbassare la panca di 30° e farne il massimo possibile; portare infine la panca a 0° e continuare; questo è un set.

Quarto mesociclo: forza-attacchiamo il sistema nervoso

In questo mesociclo adopererete le seguenti tecniche: rest pause 15 secondi: eseguite 1 ripetizione, posate il carico, riposate 15 secondi, fatene un'altra, e così via, fino al numero di ripetizioni indicate. Negli altri esercizi, aumentate il carico ad ogni set, mantenendo costante il numero di ripetizioni. Solo l'ultimo set è tirato. Tecniche specifiche per determinati esercizi le troverete nelle note tecniche a piè della tabella. L'esercizio in questione verrà indicato con un asterisco. Prima di iniziare il ciclo calcolate i seguenti massimali:

Primo giorno:

- Panca piana;
- Trazioni presa prona (quante più ripetizioni è possibile a corpo libero).

Secondo giorno:

- Squat o Stacco;
- Military press.

Terzo giorno:

- Panca stretta;
- Curl bilanciere.

Principi base per il calcolo del massimale:

1) Aumento graduale del carico: meno carico riuscite a sollevare e più graduale dovrà essere l'aumento.

2) Recuperi ampi tra le serie: recuperi brevi falserebbero il massimale.

3) Utilizzare un numero basso di ripetizioni: eseguirne troppe, rischierebbe un aumento eccessivo di acido lattico, la performance tenderebbe a deteriorarsi.

Poniamo il caso che abbiate un massimale pari a 100 kg di panca piana o squat, per esempio, potreste provare a eseguire la seguente progressione:

- 1set: 30 kg x 6 rip 75 secondi di recupero;
- 2set: 40 kg x 5 rip 90 secondi di recupero;
- 3set: 55 kg x 4 rip 90 secondi di recupero;
- 4set: 65 kg x 3 rip 120 secondi di recupero;
- 5set: 80 kg x 2 rip 180 secondi di recupero;
- 6set: 90 kg x 1 rip 240 secondi di recupero;
- 7set:100 kg.

Dopo 5 minuti di recupero, riprovatelo. Se sapete di poter fare qualche ripetizione in più, aumentate di poco e riprovatelo dopo altri 4\5 minuti.

Primo giorno: pettorali – dorsali – addominali

	1SETT	2SETT	3SETT	4SETT
A PANCA PIANA	CALCOLARE IL MASSIMALE	3 X 7 R.P. 15SEC (85%) 3MIN REC	3 X 6 R.P.15SEC (90%)	2 X 5 (75%) NO R.P. 90SEC REC
B TRAZIONI PRESA PRONA	CALCOLATE QUANTE RIPETIZIONI ESEGUITE AL MASSIMO A CORPO LIBERO	6 X M.V.M* 75\90SEC REC	6 X AGGIUNGETE UNA RIPETIZIONE	3 X AGGIUNGETE 1 RIPETIZIONE
C1 PANCA INCLINATA 45°MANUBRI	3 X 8 90SEC REC	3 X 6	3 X 6	2 X 6 FACILI
C2 TRAZIONI PRESA INVERSA	3 X MAX C.L. 90SEC REC	3 X MAX C.L. 90SEC REC	3 X MAX C.L. 90SEC REC	2 X QUASI MAX C.L. 90SEC REC
D ADDOMINALI CRUNCH SU FITBALL CON SOVRACCARICO	4 X 6 90SEC REC (FASE ECCENTRICA 5SECONDI , FASE CONCENTRICA ESPLOSIVA)	5 X 5 90SEC REC	5 X 5 90SEC REC	3 X 15 FACILI 60SEC REC

Nota :

M.V.M.: Metà delle ripetizioni eseguite al massimo: nel caso in cui eseguiate massimo 10 ripetizioni, farete 6 x 5 per esempio.

Secondo giorno: parte inferiore – spalle

	1SETT	2SETT	3SETT	4SETT
A MILITARY PRESS	CALCOLARE IL MASSIMALE	3 X 7 R.P.15SEC (85%) 3MIN REC	3 X 6 R.P.15SEC (90%)	2 X 5 (75%) NO R.P.
B SQUAT O STACCO AL RACK	CALCOLARE IL MASSIMALE	3 X 7 R.P.15SEC (85%) 3MIN REC	3 X 6 R.P.15SEC (90%)	2 X 5 (75%) NO R.P.
C1 ARNOLD PRESS	3 X 8 75 SEC REC	3 X 6	3 X 6	2 X 6 FACILI
C2 AFFONDI ANTERIORI	3 X 8 A LATO 75 SEC REC	3 X 6	3 X 6	2 X 6 FACILI

Terzo giorno: bicipiti – tricipiti

	1SETT	2SETT	3SETT	4SETT
A1 PANCA STRETTA	CALCOLARE IL MASSIMALE	3 X 7 R.P.15SEC (85%) 2MIN REC	3 X 6 R.P.15SEC (90%)	2 X 5 (75%) NO R.P.
A2 CURL BILANCIERE	CALCOLARE IL MASSIMALE	3 X 7 R.P.15SEC (85%) 2MIN REC	3 X 6 R.P.15 SEC (90%)	2 X 5 (75%) NO R.P.
B1 PARALLELE STRETTE	3 XMAX C.L. 90SEC REC	3 X MAX C.L. 90SEC REC	3 X MAX C.L. 90SEC REC	2 X QUASI MAX C.L. 90SEC REC
B2CURL MANUBRI SU PANCA 30GR	3 X 8 90SEC REC	3 X 6	3 X 6	2 X 6 FACILI

Dopo questo ciclo riposate un'intera settimana. Non allenatevi, ma fate rigenerare il vostro corpo. Dopo 4 mesi così duri, una settimana di scarico completo non può farvi che bene. Dovete essere in gran forma per poter iniziare al meglio il secondo macrociclo.

Secondo macrociclo: diamo una forma esteticamente piacevole al nostro corpo

Quinto mesociclo

In questo mesociclo adopererete le seguenti tecniche: rest pause + drop 15 secondi: R.p.d. 15 secondi Eseguite il numero di ripetizioni prescritto in modo tirato, riposate 15 secondi, e con lo stesso peso fatene quante ne vengono; subito scalate di un 25%, e fatene quante ne vengono; riposate 15 secondi e fatene ancora al limite. Questa é una serie. Come vedete in questa tecnica adopereremo sia il Rest pause sia lo Stripping all'interno della serie per attaccare al massimo i vostri muscoli.

Primo giorno: pettorali-bicipiti-addominali

	1SETT.	2SETT.	3SETT.	4SETT. SCARICO
A CROCI + PRESS *(vedi foto in basso)	2 X 8\10 + MAX + MAX 90SEC REC	2 X 6\8 + MAX + MAX	2 X 6\8 + MAX + MAX	2 X 8 FACILI,NESSUNA TECNICA
B ALZATE FRONTALI INVERSE	2 X 8\10 R.P.D 90SEC REC	2 X 6\8 + R.P.D.	2 X 6\8 + R.P.D	2 X 8 FACILI , NO R.P.D.
C PANCA INCLINATA BILANCIERE	2 X 8\10 R.P.D 90SEC REC	2 X 6\8 + R.P.D.	2 X 6\8 + R.P.D	2 X 8 FACILI , NO R.P.D.
D CURL BILANCIERE	2 X 8\10 R.P.D 90SEC REC	2 X 6\8 + R.P.D.	2 X 6\8 + R.P.D	2 X 8 FACILI,NO R.P.D.
CURL BILANCIERE ANGOLATO PRESA INVERSA	2 X 8\10 R.P.D 90SEC REC	2 X 6\8 + R.P.D.	2 X 6\8 + R.P.D	2 X 8 FACILI,NO R.P.D.
TRISET: TENUTE ISOMETRICHE ALLA SBARRA + CRUNCH SU FITBALL CON SOVRACCARICO + CRUNCH INVERSO PANCA PIANA	3\4 X MAX TIME (45\60SEC)+ 12\15 + MAX 90SEC REC			

Note tecniche:

Croci piana + press: Eseguite in croci il numero ripetizioni prescritto; subito dopo abbassate il peso come se faceste le croci e salite come nelle distensioni, portando quindi l'angolo braccio\avambraccio a 90°; quando non ce la fate più in questo modo, abbassate e sollevate il carico come nelle distensioni classiche con manubri. In pratica sono 3 mini serie con lo stesso carico.

Croci: massimo numero di ripetizioni prescritto

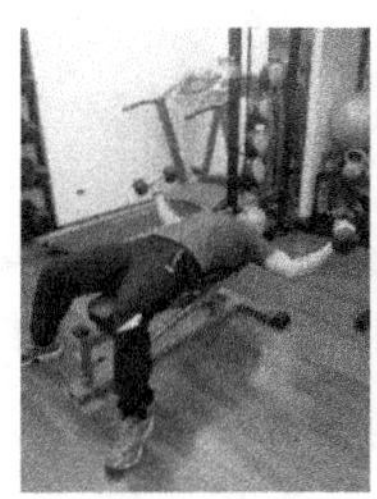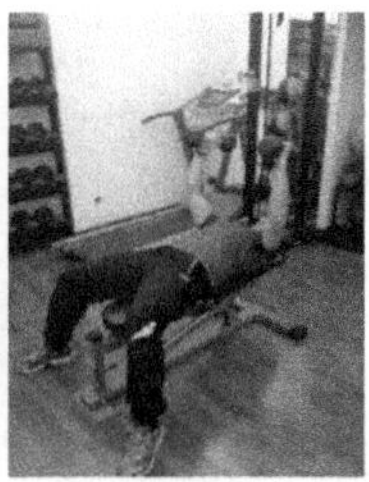

Croci + press: massimo numero di ripetizioni possibili

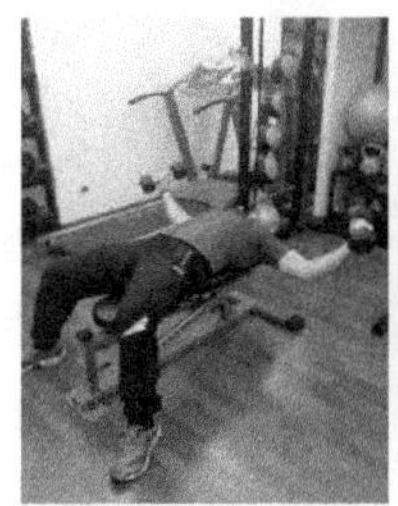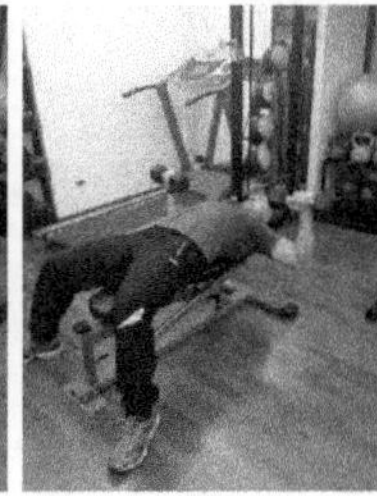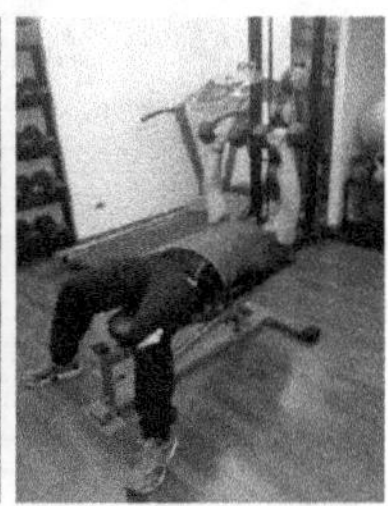

Press: massimo numero di ripetizioni possibili

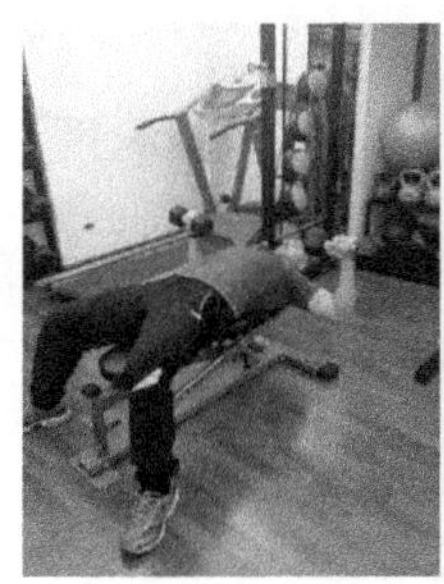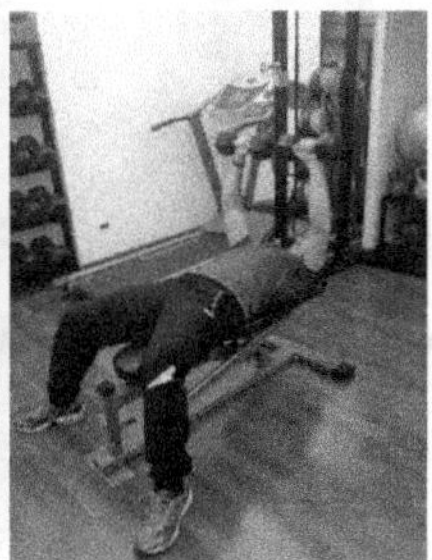

ANDREA MALZONE – CAMBIA IL TUO CORPO

Secondo giorno: parte inferiore-deltoidi

	1SETT.	2SETT.	3SETT.	4SETT:SCARICO
A BULGARIAN SQUAT	2 X 8\10 R.P.D 90SEC REC	2 X 6\8 + R.P.D.	2 X 6\8 + R.P.D	2 X 8 FACILI, NO R.P.D.
B ARNOLD PRESS	2 X 8\10 R.P..D 90SEC REC	2 X 6\8 + R.P.D.	2 X 6\8 + R.P.D	2 X 8 FACILI, NO R.P.D.
C MEZZO STACCO	2 X 8\10 R.P..D 60SEC REC	2 X 6\8 + R.P.D.	2 X 6\8 + R.P.D	2 X 8 FACILI, NO R.P.D.
D ALZATE LATERALI IN PIEDI	2 X 8\10 R.P..D 60SEC REC	2 X 6\8 + R.P.D.	2 X 6\8 + R.P.D	2 X 8 FACILI, NO R.P.D.
E LEG PRESS	2 X 8\10 R.P..D 75SEC REC	2 X 6\8 + R.P.D.	2 X 6\8 + R.P.D	2 X 8 FACILI, NO R.P.D.
F CALF ALLA PRESSA	2 X 8\10 R.P..D 90SEC REC	2 X 6\8 + R.P.D.	2 X 6\8 + R.P.D	2 X 8 FACILI, NO R.P.D.

Terzo giorno: dorsali-tricipiti-trapezi-addominali obliqui

	1SETT.	2SETT.	3SETT.	4SETT:SCARICO
A LAT MACHINE AVANTI	2 X 8\10 R.P.D 90SEC REC	2 X 6\8 + R.P.D.	2 X 6\8 + R.P.D	2 X 8 FACILI, NO R.P.D.
B FRENCH PRESS + PRESS *(vedi imagine sotto)	2 X8\10 + MAX + MAX 90SEC REC	2 X6\8 + M + M	2 X6\8 + M + M	2 X 8 FACILI SOLO IL FRENCH PRESS)
C REMATORE MANUBRIO	2 X 8\10 R.P.D 90SEC REC	2 X 6\8 + R.P.D.	2 X 6\8 + R.P.D	2 X 8 FACILI, NO R.P.D.
D PUSHDOWN CON CAVO CORDA	2 X 8\10 R.P.D 90SEC REC	2 X 6\8 + R.P.D.	2 X 6\8 + R.P.D	2 X 8 FACILI, NO R.P.D.
E LAT MACHINE CON TRIANGOLO	2 X 8\10 R.P.D 90SEC REC	2 X 6\8 + R.P.D.	2 X 6\8 + R.P.D	2 X 8 FACILI, NO R.P.D.
F SHRUG CON MANUBRI IN PIEDI	2 X 8\10 R.P.D 90SEC REC	2 X 6\8 + R.P.D.	2 X 6\8 + R.P.D	2 X 8 FACILI, NO R.P.D.
G ADDOMINALI: PONTE CONCENTRICO\ECCENTRICO + PONTE ISOMETRICO *	3\4 X MAX RIP + MAX TIME 90SEC REC			

Note tecniche:

French press + press combo: eseguite in french press classico, il numero ripetizioni prescritto fino a esaurimento; subito dopo abbassate il peso alla fronte, come se faceste il normale french press e, dopo aver portato il bilanciere al petto, salite come nelle distensioni a presa stretta; quando non ce la fate più in questo modo, abbassate e sollevate il carico come nelle distensioni presa stretta. In pratica anche in questo caso sono 3 mini serie.

French press: massimo numero di ripetizioni prescritto

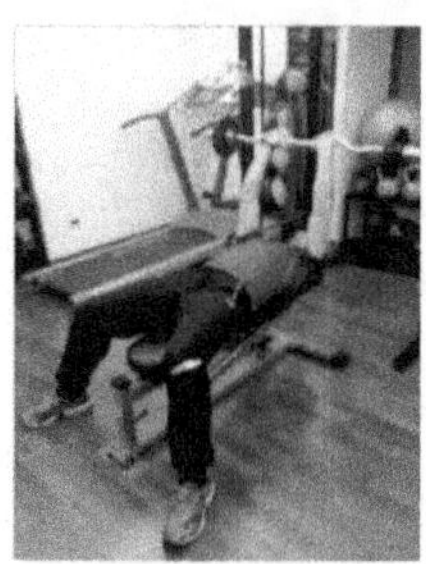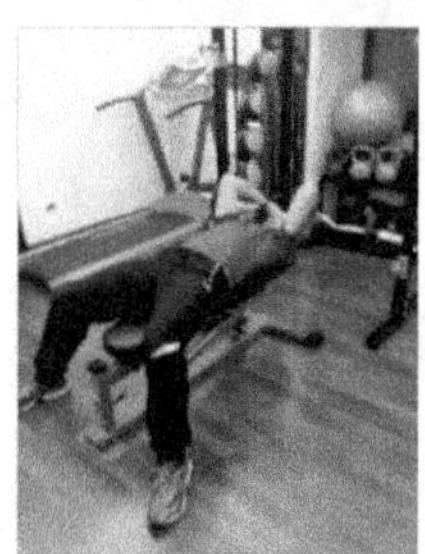

French press + press: massimo numero di ripetizioni possibili

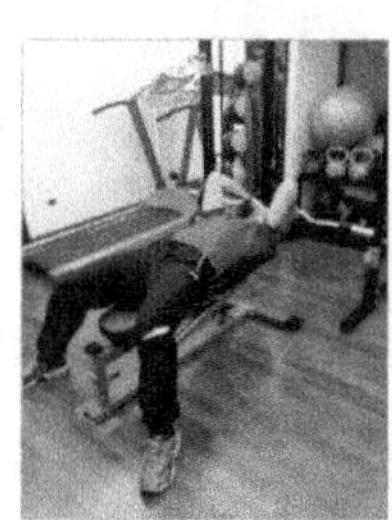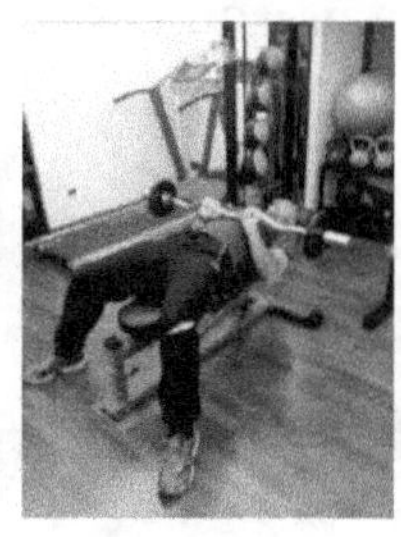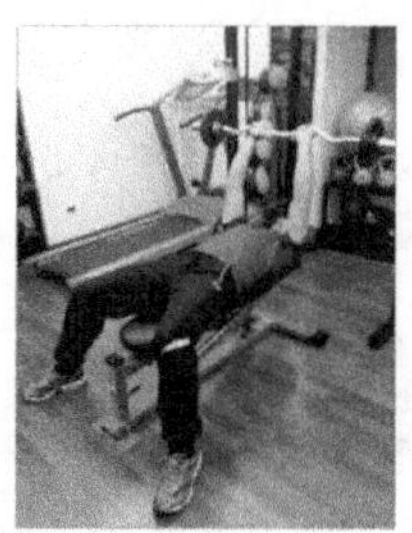

Panca stretta: massimo numero di ripetizioni possibili

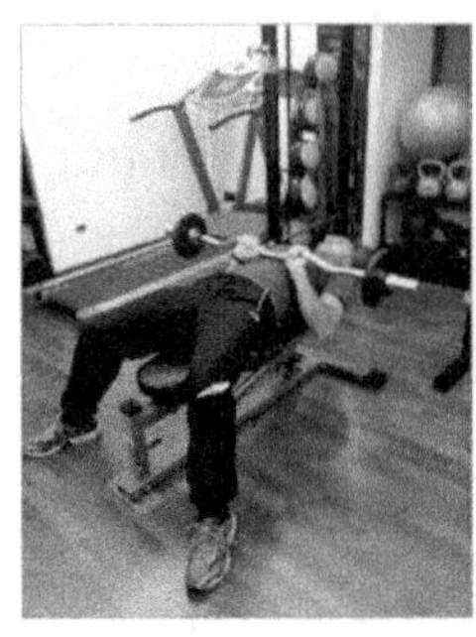 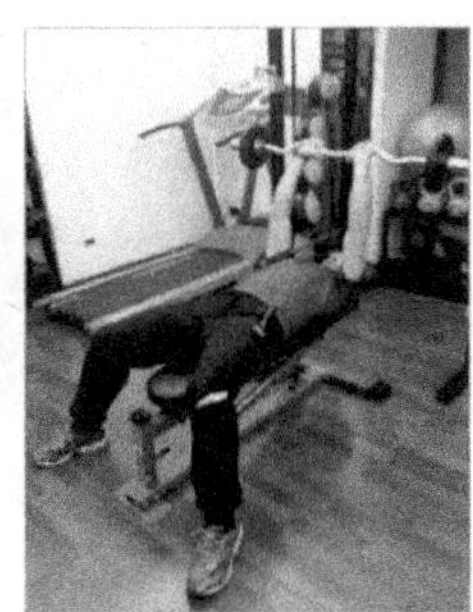

Ponte laterale concentrico\eccentrico + ponte laterale isometrico:

Partite eseguendo il ponte laterale dinamico, cioè abbassando e sollevando il bacino; quando non riuscite più a eseguirlo, mantenete la posizione alta in isometria. Questa é una serie.

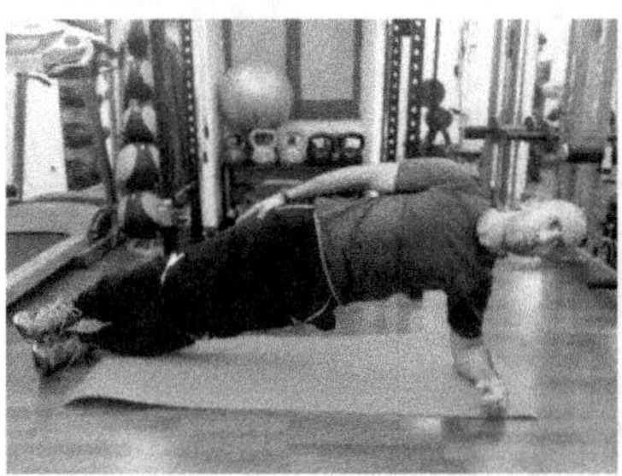 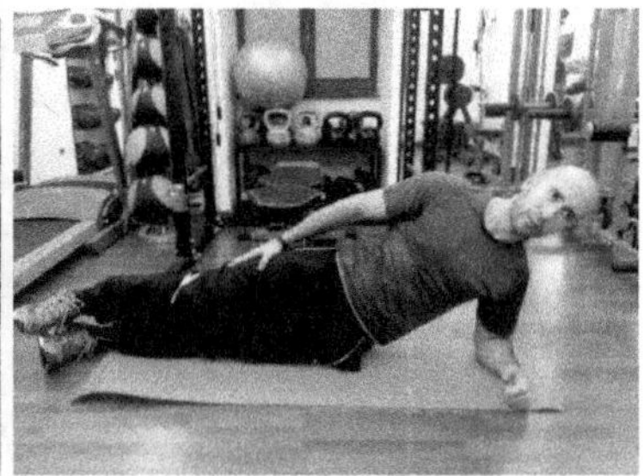

Sesto mesociclo: intensità e densità un connubio perfetto per perdere grasso

In questo mesociclo adopererete le seguente tecniche:

Piramidale: partite da un peso che potreste sollevare massimo per 8 ripetizioni. Usate lo stesso peso nel corso delle restanti due serie. Se nella prima settimana partite troppo pesanti o leggeri, non è un problema. Aggiustate il carico nella seconda settimana dove eseguirete 3 x 7\5\3. La quarta settimana è di scarico; abbassate i carichi in modo da farlo in modo agevole e senza tirare le serie prescritte.

Triset: eseguite i 3 esercizi identificati dalla stessa lettera in triset, cioè senza recupero tra l'uno e l'altro. Utilizzate un carico che potete sollevare per il numero prescritto di ripetizioni nel primo esercizio di ogni triset e adoperate sempre lo stesso peso nel corso di tutta la serie. Potete ridurre il carico nella seconda e nella terza serie per mantenere il numero di ripetizioni stabilito nel primo esercizio. Nel primo giorno, quando leggete A1\A2, eseguirete una serie di A1, recuperate il tempo stabilito, poi eseguite una serie di A2, e così via.

Primo giorno: dorsali-deltoidi-addominali

	1SETT	2SETT	3SETT	4SETT SCARICO
A1 TRAZIONI PRESA INVERSA	3 X 8-6-4 75\90SEC REC	3 X 7-5-3	3 X 6-4-2	2 X 6\8 FACILI
A2 PUSH PRESS	3 X 8-6-4 75\90SEC REC	3 X 7-5-3	3 X 6-4-2	2 X 8 FACILI
TRISET: B1 LAT DIETRO B2 LAT AVANTI B3 LAT PRESA INVERSA	3 X 10\12 + MAX + MAX 90SEC REC	3 X 8\10 + MAX + MAX	3 X 8\10 + MAX + MAX	2 X 5 RIP FACILI A MINI SERIE 2MIN
TRISET: C1 ALZATE LATERALI SEDUTO C2 ALZATE FRONTALI C3 LENTO MANUBRI	3 X 10\12 + MAX + MAX 90SEC REC	3 X 8\10 + MAX + MAX	3 X 8\10 + MAX + MAX	2 X 5 RIP FACILI A MINI SERIE 2MIN
ADDOMINALE: PONTE CON AVANZAMENTO* + CRUNCH FITBALL AL CAVO BASSO	3\4 X MAX + 12\15 75\90SEC REC			2 X QUASI MAX

Nota tecnica:

Ponte con avanzamento: flettetevi in avanti fino a toccare con le mani a terra. Da questa posizione avanzate con le mani fino a essere paralleli al pavimento. Stop di 2 secondi, e ritornate alla posizione di partenza sempre eseguendo piccoli movimenti con le mani. Mantenete il bacino sempre nella corretta posizione senza farlo cedere.

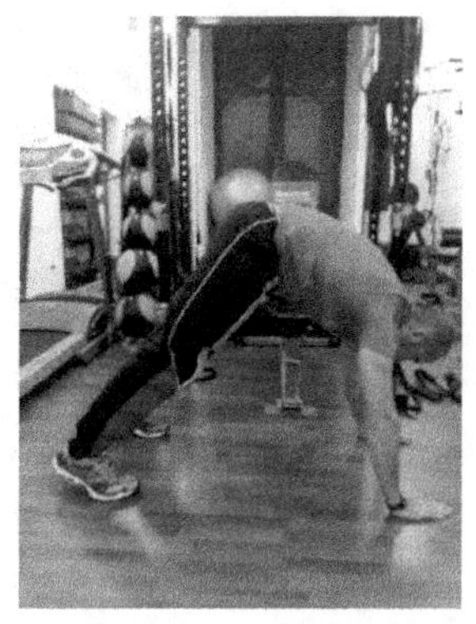
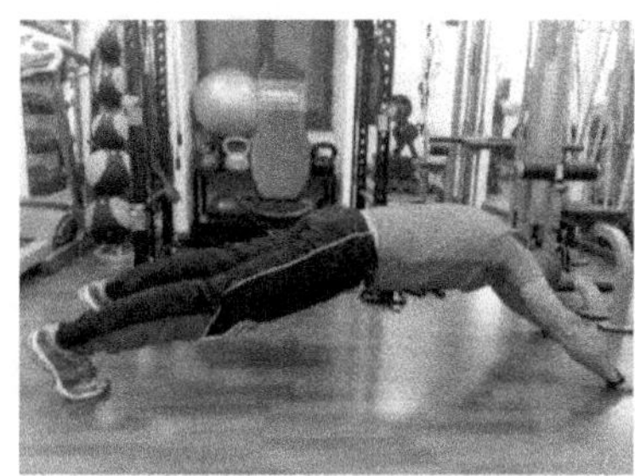

Secondo giorno: parte inferiore-bicipiti-addominali obliqui

	1SETT.	2SETT.	3SETT.	4SETT.SCARICO.
A FRONT SQUAT	3 X 8-6-4 90SEC REC	3 X 7-5-3	3 X 6-4-2	2 X 5 FACILI 2MIN
B CURL BILANCIERE ANGOLATO PRESA STRETTA	3 X 8-6-4 90SEC REC	3 X 7-5-3	3 X 6-4-2	2 X 5 FACILI 2MIN
TRISET: C1 LEG CURL C2MEZZO STACCO MANUBRI C3 LEG EXT	3 X 8 + 15 + 25 90SEC REC	3 X 6 + 12 + 20	3 X 6 + 12 + 20	2 X 5 A MINI SERIE 2MIN , NON TIRATE LE SERIE
TRISET: D CURL MARTELLO SU PANCA PASSANDO DA I 30GR INIZIALI AI 90GR FINALI *	3 X 10\12 + MAX + MAX 90SEC REC	3 X 8\10 + MAX + MAX	3 X 8\10 + MAX + MAX	2 X 5 RIP A MINI SERIE 2MIN , NON TIRATE LE SERIE
E ADDOMINALI OBLIQUI : SIDE BEND CON MANUBRIO + RUSSIAN TWIST	3 X 10\12 A LATO + MAX 90SEC REC	3 X 8\10 + MAX	3 X 8\10 + MAX	2 X 8\10 + 6\8 A LATO 2MIN, NON TIRATE LE SERIE

Nota tecnica:

Triset bicipiti curl martello: partite con la panca inclinata a 30° ed eseguite a tutta il numero di ripetizioni prescritte; subito dopo portate la panca a 60° ed eseguite quante più ripetizioni possibili con lo stesso peso. Infine portate la panca a 75\90° e fate quante più ripetizioni possibili. Questa é una serie.

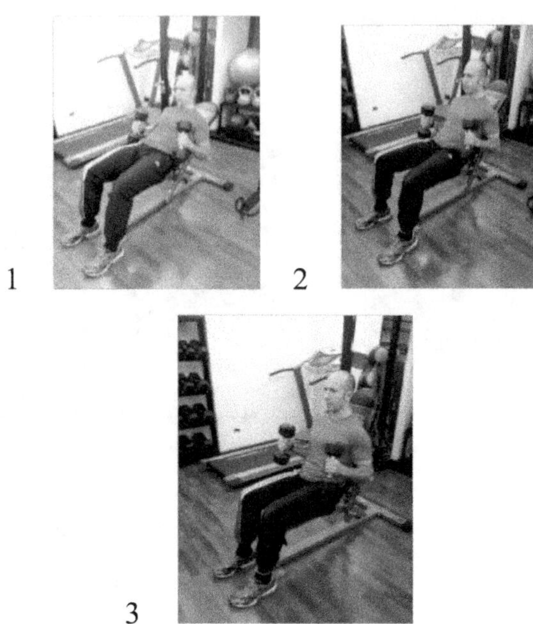

Terzo giorno: pettorali-tricipiti

	1SETT.	2SETT.	3SETT.	4SETT.SCARICO
A PANCA PIANA	3 X 8-6-4 90SEC REC	3 X 7-5-3	3 X 6-4-2	2 X 5 FACILI 2MIN
TRISET: B PANCA INCLINATA MANUBRI 45°\0°(3 MINI SERIE)*	3 X 10\12 + MAX + MAX 90SEC REC	3 X 8\10 + MAX + MAX	3 X 8\10 + MAX + MAX	2 X 5 A MINI SERIE 2MIN. NON TIRATE LE SERIE
C FRENCH PRESS BILANCIERE PANCA PIANA	3 X 8-6-4 90SEC REC	3 X 7-5-3	3 X 6-4-2	2 X 5 FACILI 2MIN
TRISET: D1 PUSH DOWN PRESA INVERSA D2 PUSH DOWN PRESA PRONA MEDIA(POCO PIU' STRETTA DELLE SPALLE D3 PUSH DOWN PRESA PRONA STRETTA (MANI QUASI A CONTATTO)	3 X 10\12 + MAX+ MAX 90SEC REC	3 X 8\10 + MAX + MAX	3 X 8\10 + MAX + MAX	2 X 5 A MINI SERIE 2MIN. NON TIRATE LE SERIE

Nota tecnica:

Triset pettorali distensioni panca inclinata 45\0°: partite con la panca inclinata a 45° ed eseguite a tutta il numero di ripetizioni prescritte; subito dopo portate la panca a 15° ed eseguite quante più ripetizioni possibili con lo stesso peso. Infine portate la panca a 0° e fate quante più ripetizioni possibili. Questa é una serie. Sono quindi 3 mini serie.

Settimo e ultimo mesociclo: densità assoluta

In questo mesociclo dovrete eseguire i 2 esercizi contrassegnati dalla stessa lettera in super serie, recuperando 20 secondi dopo ogni set di ciascun esercizio. Usate un carico che potreste sollevare tra le 15 e le 20 ripetizioni. Non partite troppo pesanti; sareste costretti a diminuire il peso diverse volte per completare tutte le serie indicate.

Primo giorno: deltoidi-braccia-addominali

	1SETT.	2SETT.	3SETT.
A1 ARNOLD PRESS	8 X 6 20SEC REC	6 X 8	5 X 10
A2 ALZATE LATERALI IN PIEDI	8 X 6 20SEC REC	6 X 8	5 X 10
B1 PUSH DOWN CORDA	8 X 6 20SEC REC	6 X 8	5 X 10
B2 FRENCH PRESS MANUBRI PANCA DECLINATA	8 X 6 20SEC REC	6 X 8	5 X 10
C1 CURL BILANCIERE ANGOLATO PRESA INVERSA	8 X 6 20SEC REC	6 X 8	5 X 10
C2 CURL MANUBRI ALTERNATI	8 X 6 A BRACCIO 20SEC REC	6 X 8	5 X 10
CRUNCH SU FITBALL A CORPO LIBERO	3 SET A TUTTA!!!! 60SEC REC		

Secondo giorno: parte inferiore-addominali

	1SETT.	2SETT.	3SETT.
A1 SQUAT	8 X 6 20SEC REC	6 X 8	5 X 10
A2 BULGARIAN SQUAT	8 X 6 20SEC REC	6 X 8	5 X 10
B1 LEG CURL CON FITBALL	8 X 6 20SEC REC	6 X 8	5 X 10
B2 MEZZO STACCO MANUBRI	8 X 6 20SEC REC	6 X 8	5 X 10
C1 CALF IN PIEDI	8 X 6 20SEC REC	6 X 8	5 X 10
C2 CALF SEDUTO	8 X 6 20SEC REC	6 X 8	5 X 10
D PONTE LATERALE CON FITBALL	4 SET A TUTTA!!! 60SEC REC		

Terzo giorno: pettorali-dorsali

	1SETT	2SETT	3SETT
A1 LAT MACHINE CON TRIANGOLO	8 X 6 20SEC REC	6 X 8	5 X 10
A2 PULLEY ORIZZONTALE	8 X 6 20SEC REC	6 X 8	5 X 10
B1 ALZATE FRONTALI INVERSE	8 X 6 20SEC REC	6 X 8	5 X 10
B2 PANCA INCLINATA BILANCIERE	8 X 6 20SEC REC	6 X 8	5 X 10
C1 PULL DOWN BRACCIA TESE CON CORDA	8 X 6 20SEC REC	6 X 8	5 X 10
C2 CROCI PANCA PIANA	8 X 6 20SEC REC	6 X 8	5 X 10

BONUS:
Come migliorare i nostri punti deboli

L'allenamento dei muscoli carenti é uno degli argomenti più dibattuti del bodybuilding. Per muscolo carente intendo il muscolo che, per tutta una serie di fattori, non riesce a raggiungere la stessa qualità, sia in termini di dimensioni che in termini estetici, degli altri gruppi.

Non so se ci avete mai fatto caso, ma la prossima volta che sarete in palestra, guardatevi in giro. Noterete persone con spalle ampie, ben strutturate, con una ottima ipertrofia muscolare, ma con uno scarso, o, comunque, limitato sviluppo dei pettorali. Potrete anche osservare atleti con braccia enormi, ma con dorsali o spalle non all'altezza.

Ognuno di noi ha il proprio tallone di Achille, il punto debole, direi, geneticamente determinato. Tuttavia, grazie a un allenamento ben programmato e seguendo determinati principi, vi posso assicurare che riuscirete in breve tempo a migliorare la situazione fisica attuale dei vostri muscoli carenti. Ma perchè un muscolo non riesce a rimanere al livello degli altri suoi pari? Le ragioni sono varie.

Svantaggio dal punto di vista biomeccanico
Pensate all'esempio di prima: ampie spalle e petto scarso. È risaputo che soggetti con clavicole ampie, ma con un torace piatto o, comunque, poco sviluppato, non riescono a stimolare al meglio questa zona. Nel corso dell'esecuzione dei loro esercizi per i pettorali, specie in quelli di distensione (panca piana o inclinata, per esempio), proprio a causa di questa conformazione genetica, il grosso del lavoro verrà eseguito dai deltoidi, specie il capo anteriore, o dal tricipite. E tutto ciò limiterà i guadagni in termini di crescita.

Grande presenza di fibre lente nei muscoli in questione
Se sfogliate un libro di fisiologia muscolare, vedrete come i muscoli sono, ovviamente, costituiti da fibre. Queste si suddividono in rapide e lente. Le prime entrano in azione nel momento in cui dovrete sollevare carichi importanti, di una certa

entità (per esempio quando provate il vostro massimale) oppure, quando eseguite un movimento esplosivo, come uno sprint o dei balzi nell'allenamento pliometrico. Queste fibre hanno il maggiore potenziale di crescita. Ecco le loro caratteristiche:

- aumentano in dimensioni rapidamente grazie all'allenamento;
- anche quando smettete di allenarvi, mantengono per un certo periodo di tempo le caratteristiche acquisite.

Le fibre lente, al contrario, si attivano prevalentemente in attività di bassa intensità. Basti pensare a sport tipicamente aerobici, come la corsa di una maratona, o il ciclismo, una cui gara é fatta di centinaia di chilometri. Se da un lato, quindi, possono tornare utili nel caso in cui pratichiate uno di questi sport, tuttavia, possono rappresentare uno dei motivi del perchè un muscolo non raggiunge uno sviluppo ottimale in termini d'ipertrofia e qualità muscolare. Le caratterisitche di tali fibre sono:

- hanno uno scarso potenziale di crescita;
- perdono rapidamente i guadagni ottenuti, se si interrompono gli allenamenti.

Come possiamo risolvere il problema? Certo non é di facile

soluzione, ma se seguirete i consigli che vi darò, i miglioramenti non tarderanno. La soluzione é specializzare il muscolo target, allenandolo con una determinata frequenza e intensità, e selezionando accuratamente gli esercizi. Ecco le cose da fare quando specializzate un muscolo:

- aumentare il volume su quel determinato settore muscolare;
- aumentare l'intensità;
- ridurre sia il volume che l'intensità sui restanti muscoli.

Credo che l'ultimo punto sia quello più ostico da far digerire all'atleta, ma rappresenta la soluzione al problema. Un esempio. Poniamo il caso che il nostro atleta ci chieda di migliorare il pettorale. Osservando la sua scheda potremmo leggere qualcosa del genere:

- *Primo giorno*: dorsali-spalle;
- *Secondo giorno*: parte inferiore-tricipiti;
- *Terzo giorno*: pettorali-bicipiti.

L'atleta esegue tra i 3 e i 4 esercizi per muscolo, utilizzando un range di ripetizioni compreso tra le 8 e le 12. Perchè, secondo voi, il pettorale rimarrà sempre un passo indietro rispetto al resto del corpo? Ecco gli errori che possiamo riscontrare. Non é la scheda ad essere sbagliata, ma se il soggetto desidera fare il salto di qualità , non é sulla via giusta. Vediamo perchè:

Primo errore: Tutti i muscoli vengono allenati con la stessa intensità e con lo stesso volume. Infatti, bene o male, il range di ripetizioni, oltre che le tecniche di allenamento per i gruppi muscolari citati, sono identiche. In questo caso il pettorale eseguirà la stessa mole di lavoro del dorsale o delle spalle, per esempio. Non c'é quel qualcosa in più, anche in termini d'intensità, che possa far sì che il muscolo in questione abbia uno stimolo maggiore rispetto agli altri.

Secondo errore: allenare i pettorali alla fine della settimana. Un principio noto nel campo dell'allenamento é: «Se ti interessa migliorare una certa qualità, esercitala all'inizio». Cosa significa? Allenare un muscolo a inizio settimana significa attivarlo nelle migliori condizioni possibili. Sarà quasi sicuramente un muscolo riposato, il suo allenamento non sarà condizionato da esercitazioni precedenti, specie sui distretti muscolari che lo sostengono; in questo caso deltoidi e tricipiti. Impostiamo ora una tabella di allenamento di specializzazione dei pettorali tenendo conto dei principi appena esposti:

Primo giorno: pettorali (gran pettorale)-addominali

	I SETT	2 SETT	3 SETT	4 SETT
A1 CROCI PANCA PIANA	3 X 10\12 NO REC	3 X 10\12	3 X 8\10	3 X 8\10
A2 PANCA PIANA	3 X 10\12 90SEC REC	3 X 10\12	3 X 8\10	3 X 8\10
B CROCI PANCA DECLINATA	1\2 X 8 STRIPPING			
C 1\2 ESERCIZI ADDOMINALI	3\4 SET X MAX			

Secondo giorno: resto del corpo

	I SETT.	2 SETT.	3 SETT.	4 SETT.
A1 LAT PRESA INVERSA	3 X 10\12 75SEC REC	3 X 10\12	3 X 8\10	3 X 8\10
A2 LENTO MANUBRI	3 X 10\12 75SEC REC	3 X 10\12	3 X 8\10	3 X 8\10
B1 BULGARIAN SQUAT	3 X 10\12 75SEC REC	3 X 10\12	3 X 8\10	3 X 8\10
B2 MEZZO STACCO	3 X 10\12 75SEC REC	3 X 10\12	3 X 8\10	3 X 8\10
C1 CURL MANUBRI	3 X 10\12 75SEC REC	3 X 10\12	3 X 8\10	3 X 8\10
C2 FRENCH PRESS MANUBRI PANCA DECLINATA	3 X 10\12 75SEC REC	3 X 10\12	3 X 8\10	3 X 8\10

Terzo giorno: pettorali (regione clavicolare)-addominali

	I SETT.	2 SETT.	3 SETT.	4 SETT.
A1 ALZATE FRONTALI INVERSE	3 X 10\12 NO REC	3 X 10\12	3 X 8\10	3 X 8\10
A2 PANCA INCLINATA BILANCIERE	3 X 10\12 90SEC REC	3 X 10\12	3 X 8\10	3 X 8\10
B CROCI SU PANCA INCLINATA 45GR AI CAVI	1 X 10\12 + 1 STRIPPING			
1\2 ESERCIZI PER GLI ADDOMINALI	3 X MAX 60SEC REC			

Come potete osservare, nel corso di queste quattro settimane, tutti i nostri sforzi saranno diretti ai pettorali. Li allenaremo più spesso, coinvolgendo zone differenti in giorni differenti. Utilizzeremo tecniche ad alta intensità per il muscolo target. In questo caso ho scelto il pre-esaurimento durante il quale partirete da un esercizio di isolamento per passare subito dopo a un esercizio base. Questo perchè, in molti casi, partire da un esercizio fondamentale non permette di sollecitare al massimo la zona interessata.

Concluderete poi con un terzo esercizio eseguito in stripping, tecnica nella quale, dopo aver eseguito il numero di ripetizioni stabilito in modo tirato, scalerete il peso di un 20% e continuerete la serie fino a cedimento totale. Se notate, però, la cosa più importante é non sollecitare allo stesso modo i restanti muscoli. Li allenerete una sola volta a settimana.

Inoltre, e questo é un ulteriore consiglio che voglio darvi, non tirate troppo le loro serie, ma lasciatevi sempre 2\3 ripetizioni di riserva. In sostanza, durante questo mesociclo, il vostro obiettivo é portare i pettorali al livello pari ai restanti gruppi. Questi principi valgono anche nel caso in cui fossero le spalle o le braccia, o qualunque altro muscolo, quelli da riequilibrare. A tutti voi buona specializzazione!

Esercizi

Pettorali

Alzate frontali inverse: braccia leggermente piegate ai lati del corpo, salire con un movimento circolare fin sopra il capo mantenendo i manubri uniti e i gomiti puntati in avanti, non allargarli.

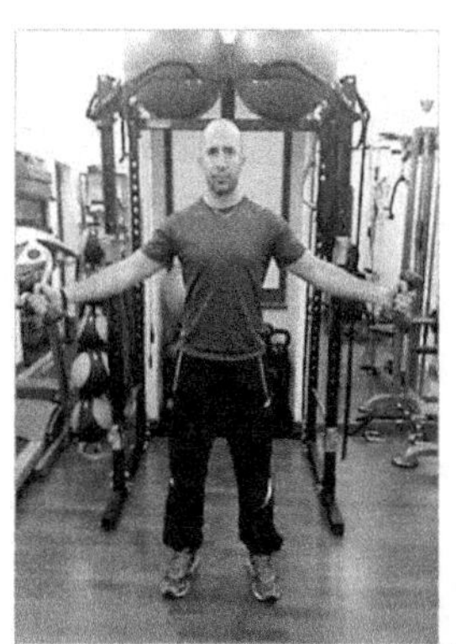
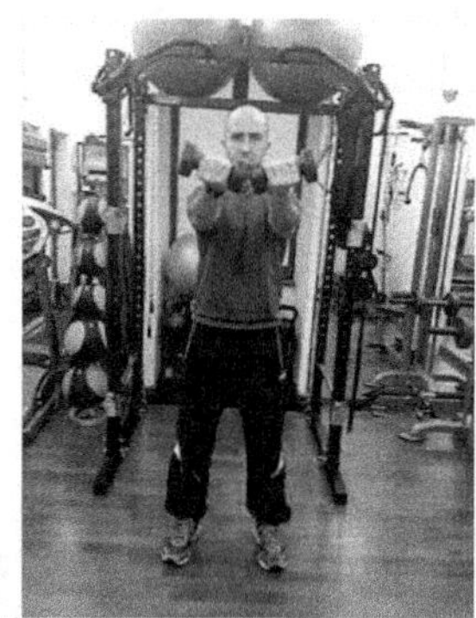

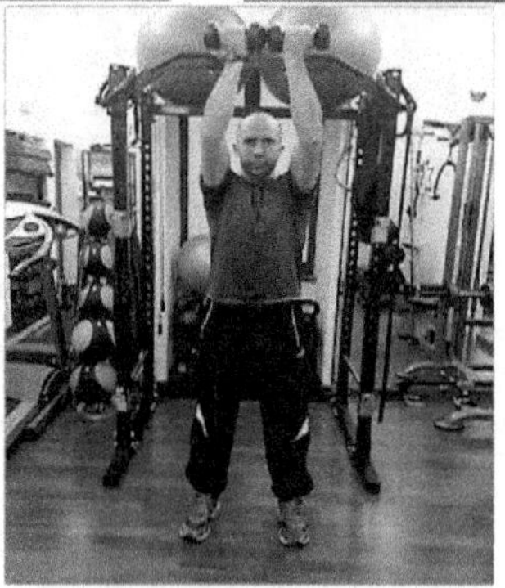

Panca inclinata 30\45° manubri: impugnatura parallela, salire mantenendola così durante tutta la serie. Badare di mantenere un angolo di 45° tra braccio e corpo nel momento in cui i manubri sono all'altezza del petto.

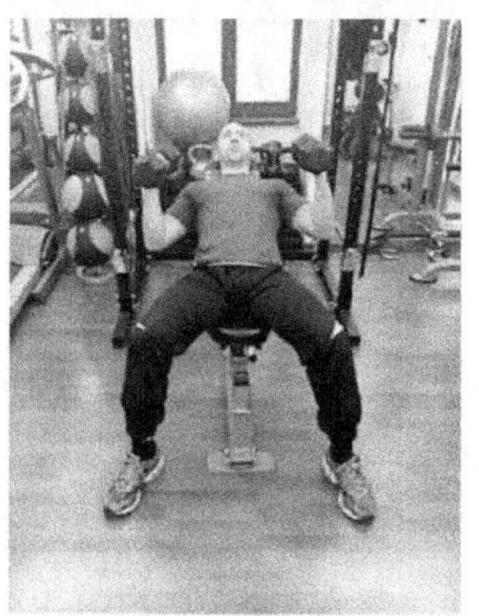 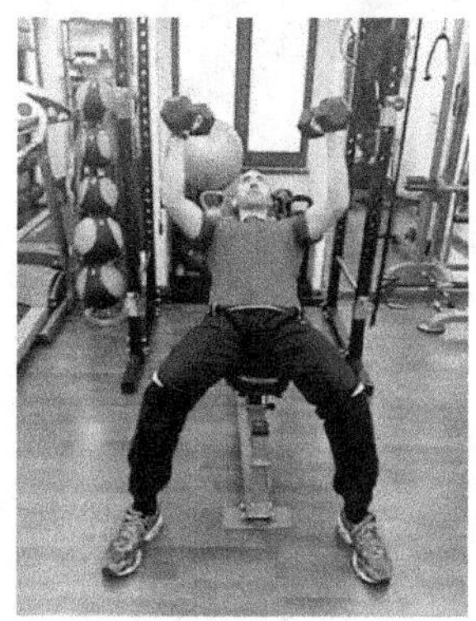

Panca inclinata bilanciere: impugnatura poco più larga delle spalle, abbassare il carico al petto. Immediatamente dopo risalire senza distendere completamente le braccia. Badare di mantenere un angolo di 45° tra braccio e corpo nel momento in cui il bilanciere tocca il petto .

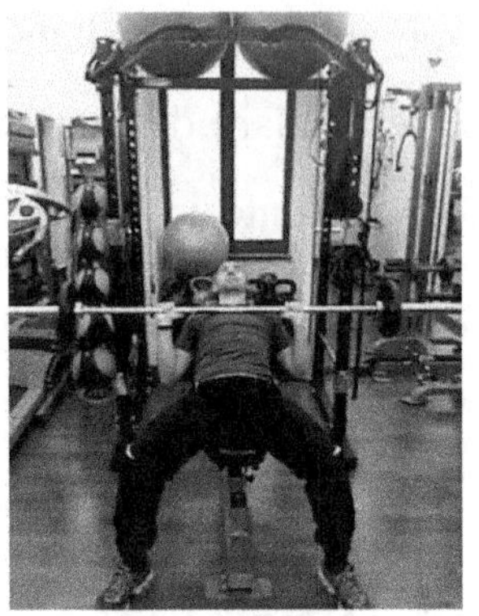 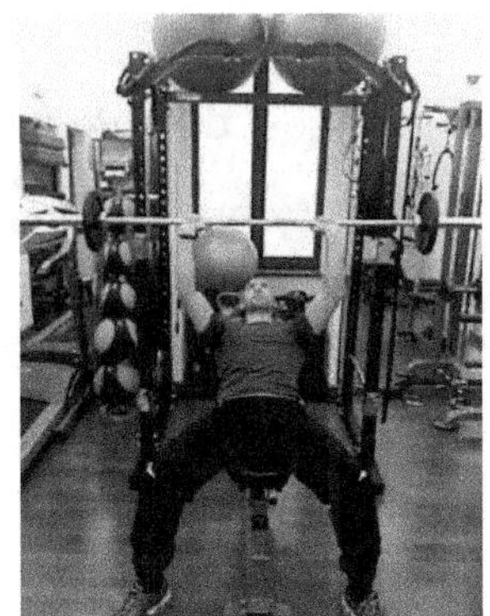

Deltoidi

Military press: bilanciere in appoggio sulle clavicole, impugnatura poco più larga delle spalle, gomiti diretti in avanti. Distendere esplosivamente le braccia in alto.

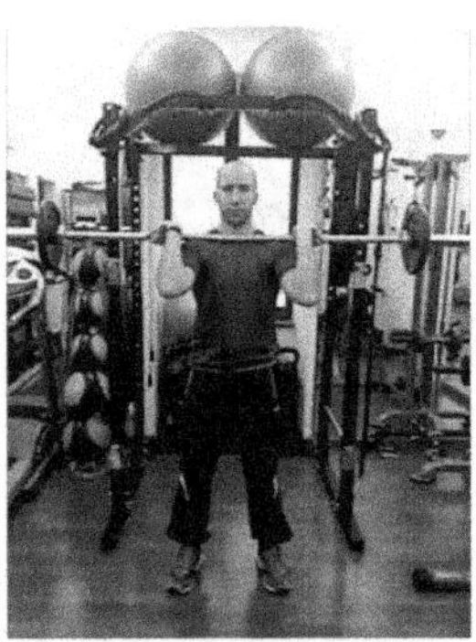 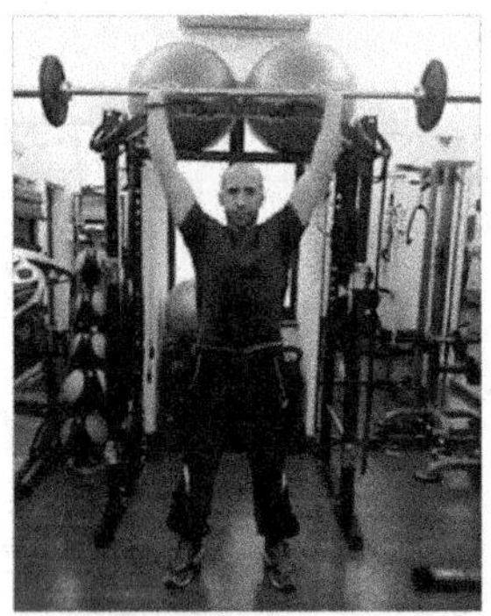

Push press: in questo caso iniziate piegando leggermente le gambe, immediatamente dopo esplodete estendendole.

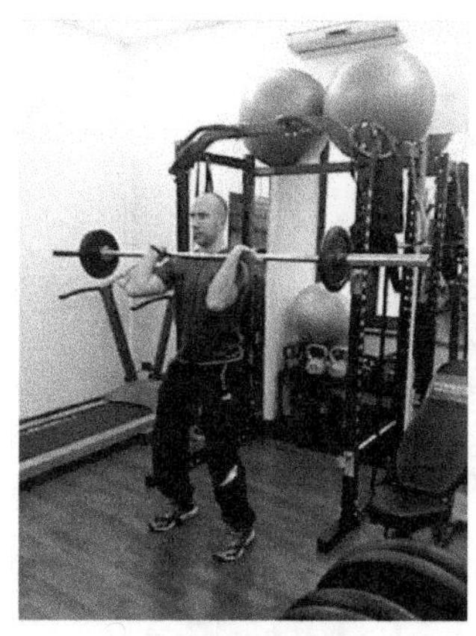 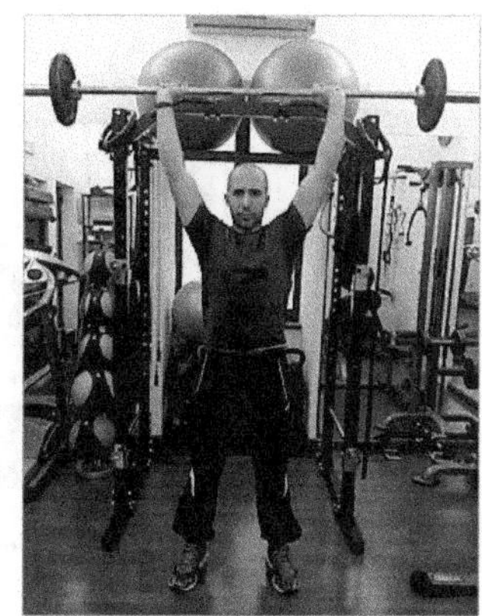

Arnold press: partenza con palmi rivolti verso il corpo, aprire lateramente le braccia e poi distendere in alto. Ripetere la sequenza al contrario per tornare alla posizione di partenza.

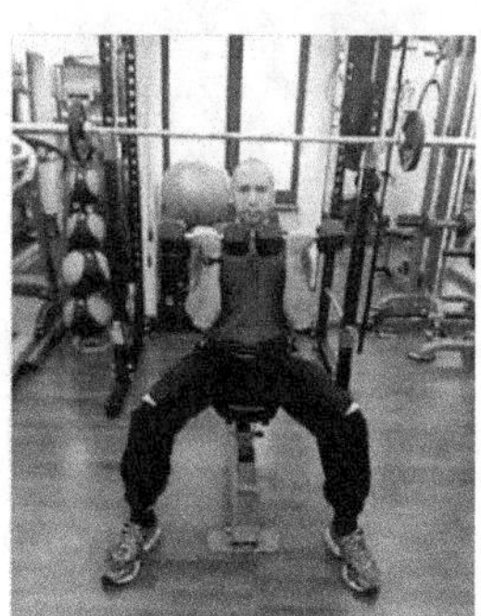 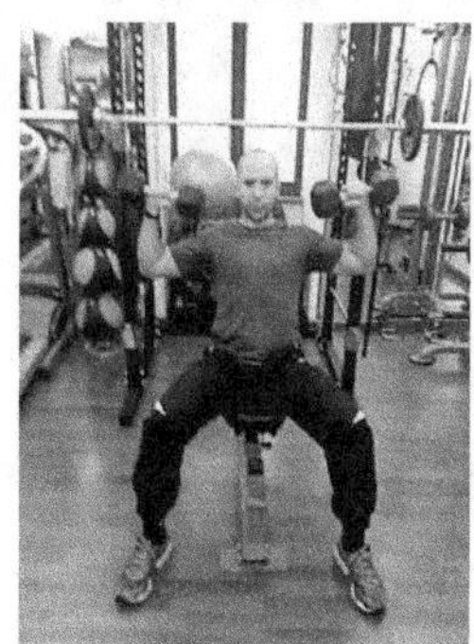

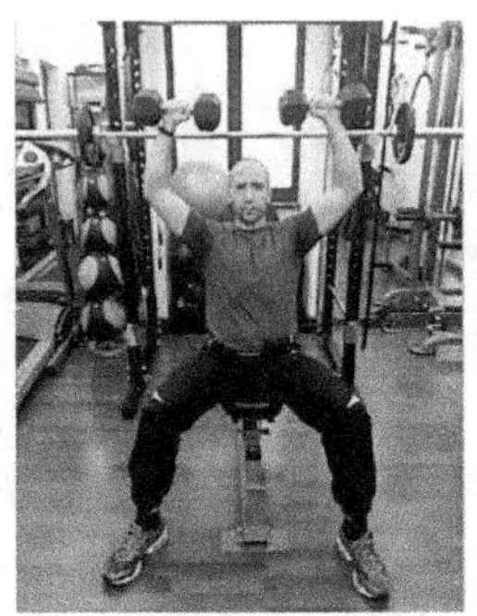

Lento manubri: come il precedente, ma senza la prima fase.

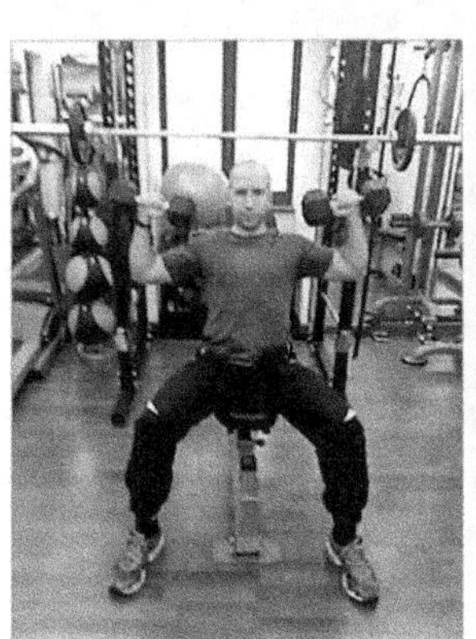 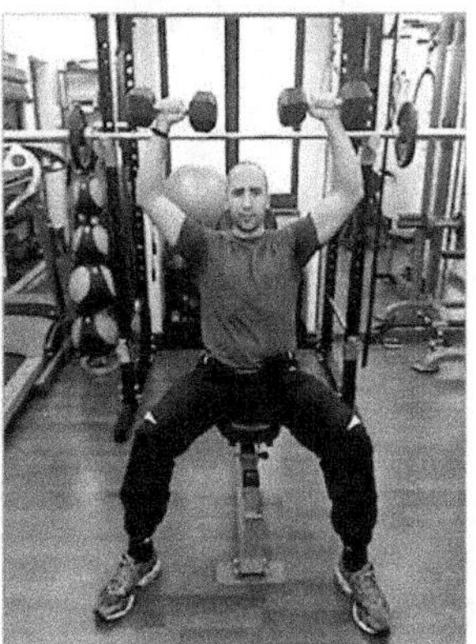

Alzate 90°: busto appoggiato alle cosce, palmi in pronazione, braccia leggermente piegate. Salire lentamente fino all'altezza delle spalle. Stop di 2 secondi e abbassare il carico lentamente.

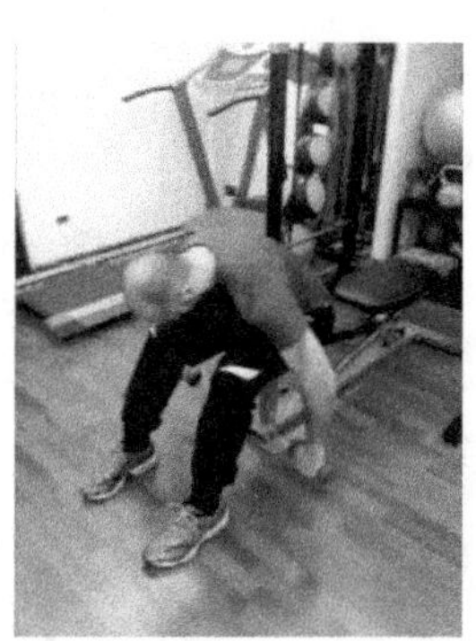 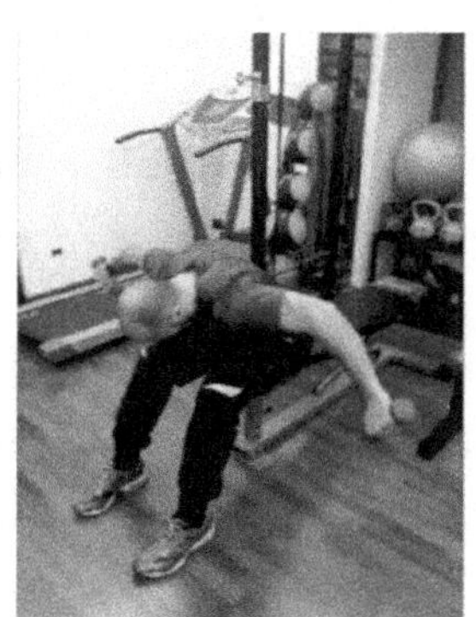

Tirate al mento presa larghezza spalle: presa larghezza spalle. Tirare verso lo sterno badando che il bilanciere rimanga sempre vicino al corpo. Mantenere le braccia ad altezza spalle per 1 secondo, poi tornare lentamente.

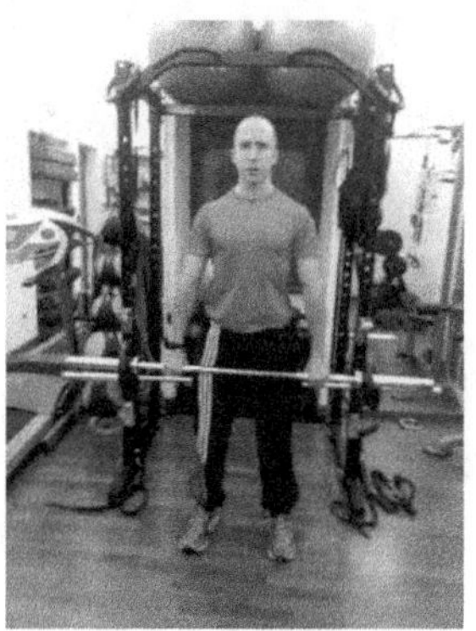 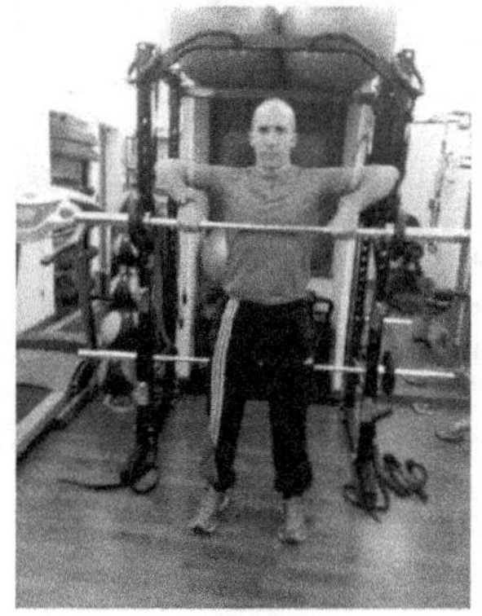

Bicipiti e Tricipiti

Curl martello panca 30°: da braccia completamente distese sollevate il carico fino a raggiungere un angolo di 90° tra braccio e avambraccio. Stop di 1 secondo e abbassate il carico. Lo stesso vale anche nel caso in cui lo eseguiate in piedi.

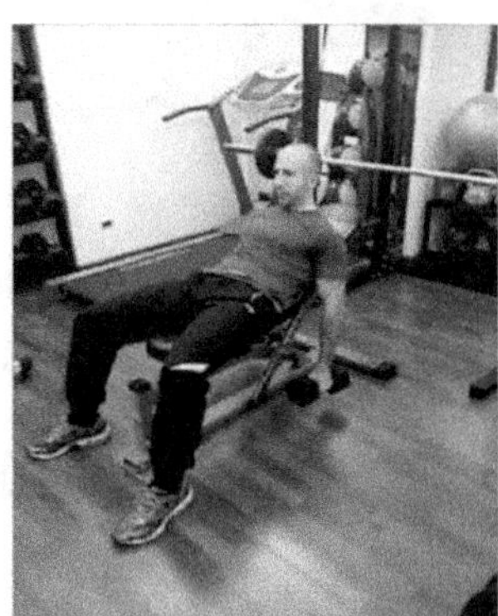 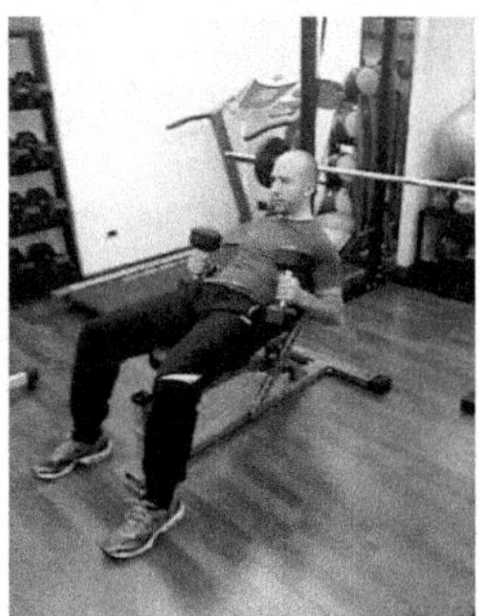

Curl bilanciere angolato, presa inversa: impugnate il bilanciere con una presa inversa ampia. Da questa posizione, senza allargare i gomiti, sollevate il carico fino a raggiungere un angolo di 90° tra braccio e avambraccio. Stop di 1 secondo e abbassate il carico lentamente.

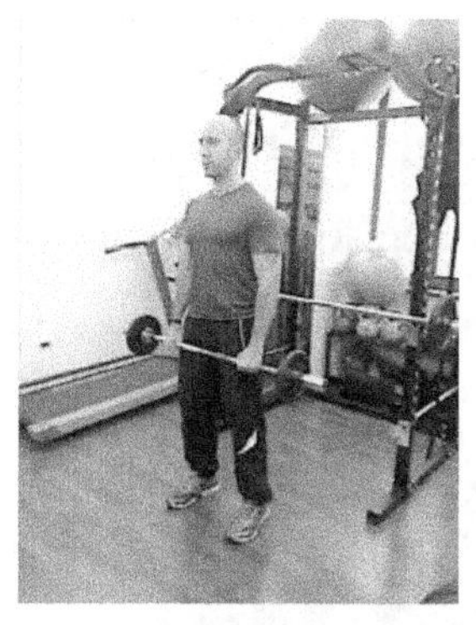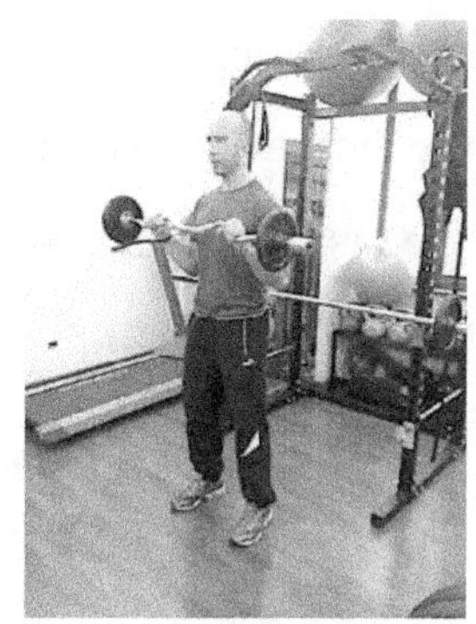

Panca stretta: impugnatura poco più stretta delle spalle, braccia quasi completamente distese, abbassate il carico cercando mantenere costantemente i gomiti vicino al corpo (non devono aprirsi). Toccate il petto e poi esplodete badando di non allargare i gomiti.

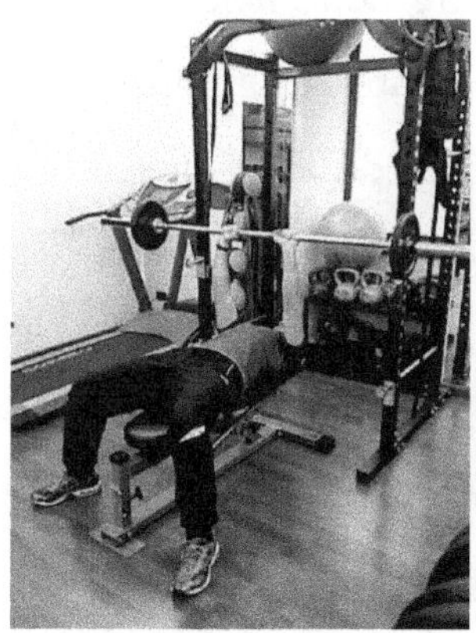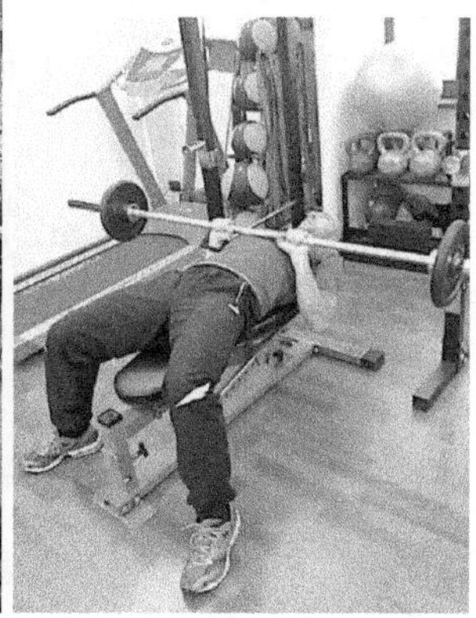

French press manubri panca declinata: sdraiati su panca declinata, braccia quasi completamente distese, flettete gli avambracci fin quasi alla posizione di massimo allungamento del tricipite. Dopo un attimo di pausa sollevare in modo deciso. Non allargate i gomiti nel corso dell'esecuzione e mantenete le braccia bloccate.

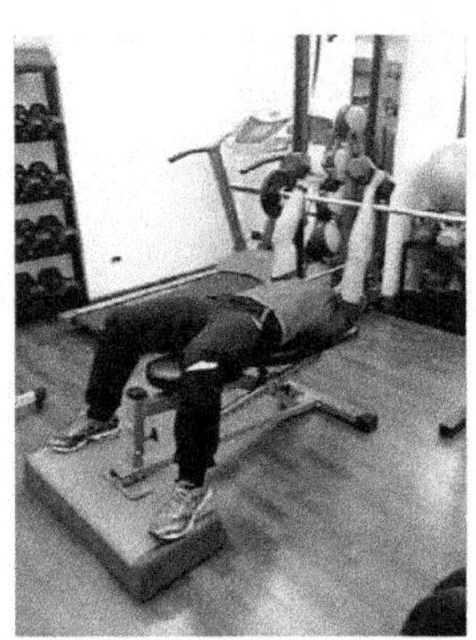 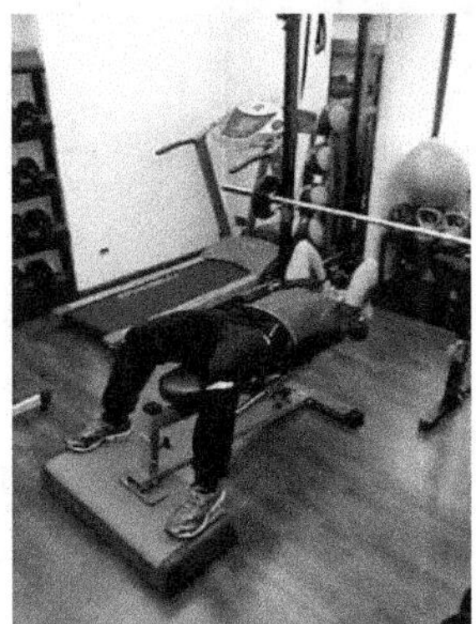

Parallele strette: impugnate le barre delle parallele nel punto più stretto. Lentamente, senza allargare i gomiti all'esterno e cercando di rimanere quanto più dritti é possibile, e senza inclinarvi troppo in avanti, abbassatevi fino a che l'angolo tra braccio e avambraccio sia di 90°. Da qui risalite fino a distendere al 90% le braccia.

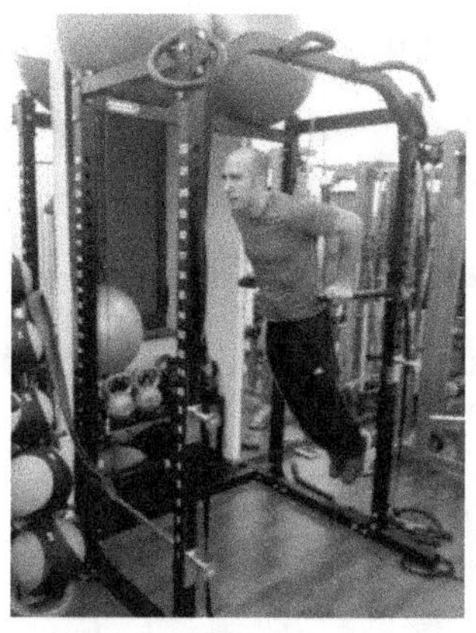 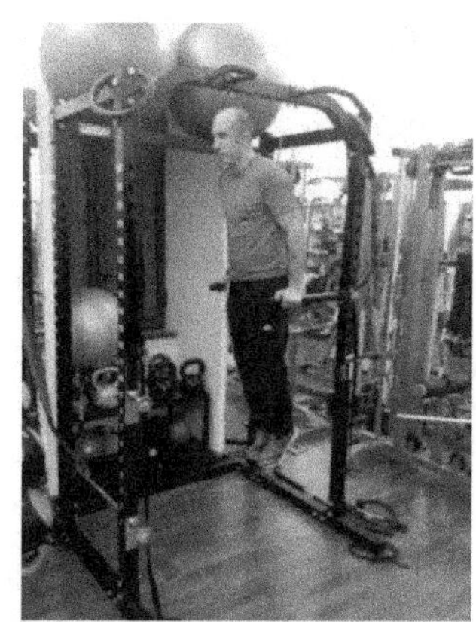

Parte Inferiore

Stacco al rack: piedi larghezza bacino, presa poco più larga delle spalle, bilanciere vicino agli stinchi, gambe piegate, busto inclinato in avanti, bassa schiena inarcata. Lentamente sollevare il carico e portarsi dritti per 2 secondi.

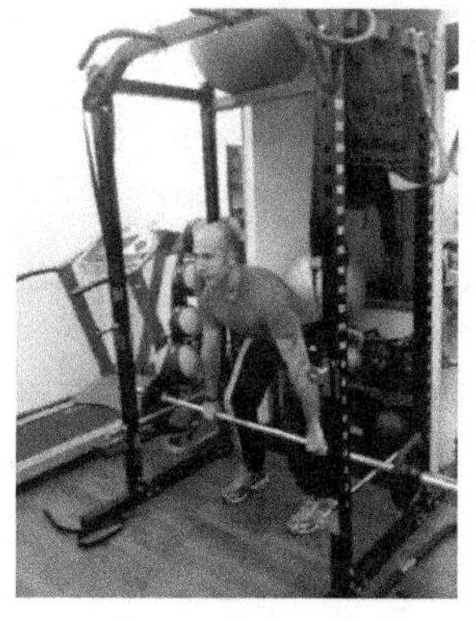 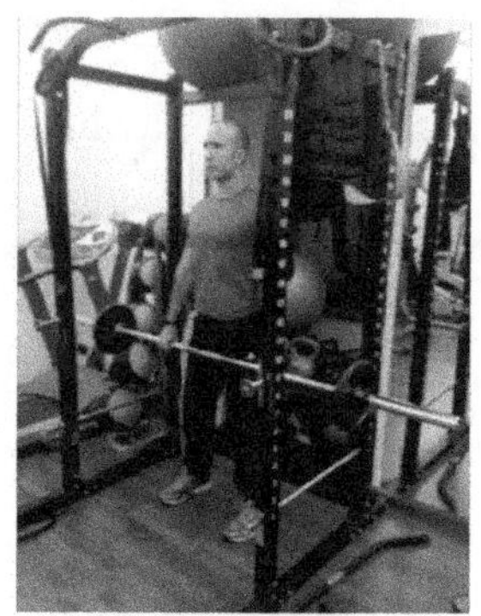

Mezzo stacco: piedi larghezza bacino, impugnare il bilanciere con presa poco più larga delle spalle. Senza piegare eccessivamente le gambe, flettere il busto in avanti fino a che non é parallelo al pavimento. Da qui risalire lentamente. Attenzione alla bassa schiena; deve essere ben contratta sia durante la fase eccentrica che quella concentrica.

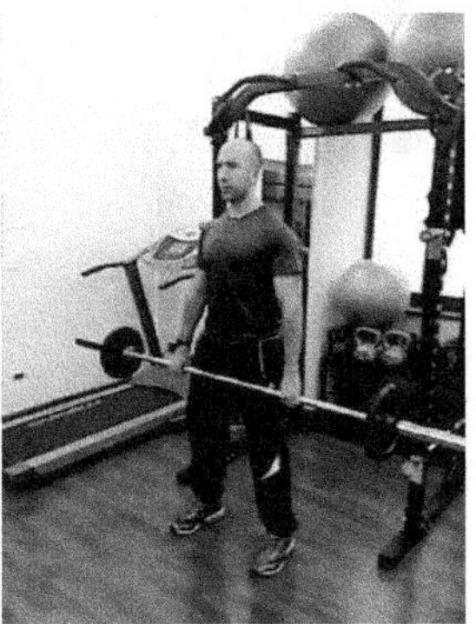 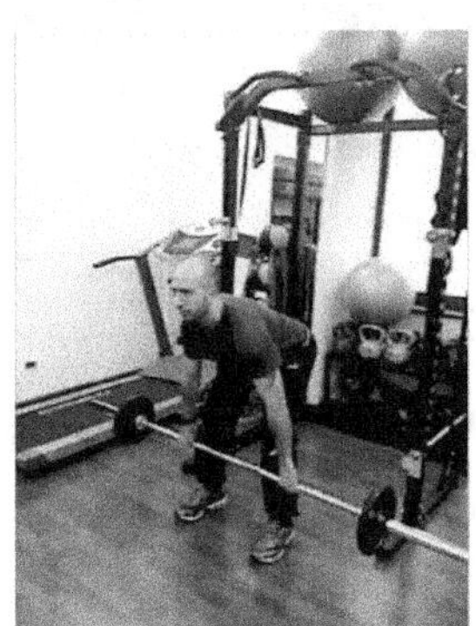

Front squat: bilanciere poggiato sulle clavicole, piedi poco più larghi del bacino, lentamente scendere mantenendo il busto eretto, evitando d'inclinarsi in avanti. Da questa posizione, salire lentamente.

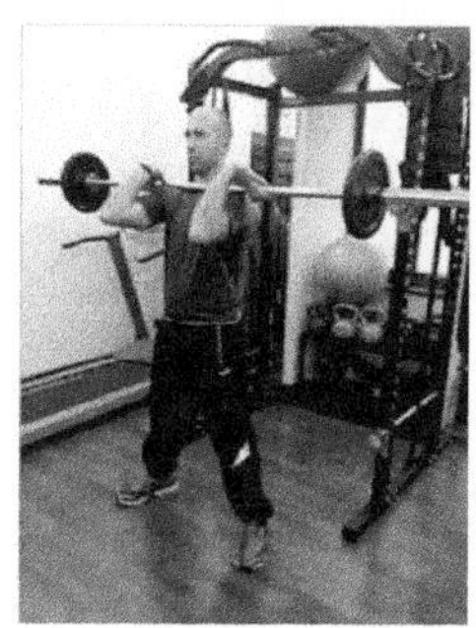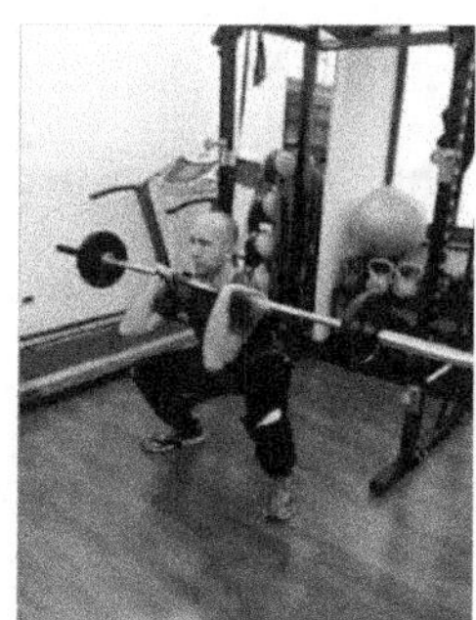

Bulgarian squat: poggiare un piede su di una panca e l'altro poco più avanti del bacino. Lentamente piegare la gamba anteriore fino ad avere un angolo di 90° tra coscia e gamba. Lentamente risalire senza distendere completamente la gamba anteriore.

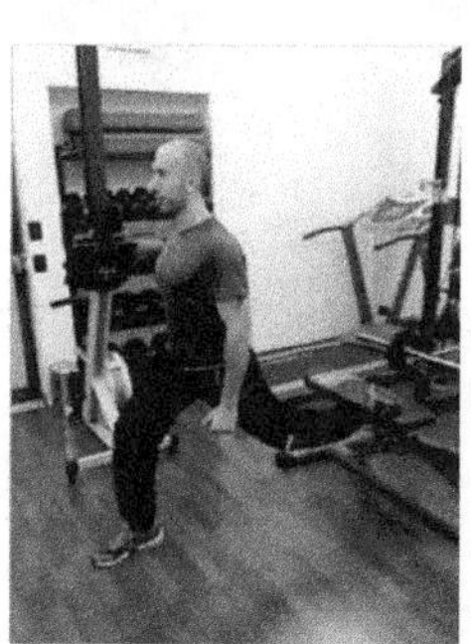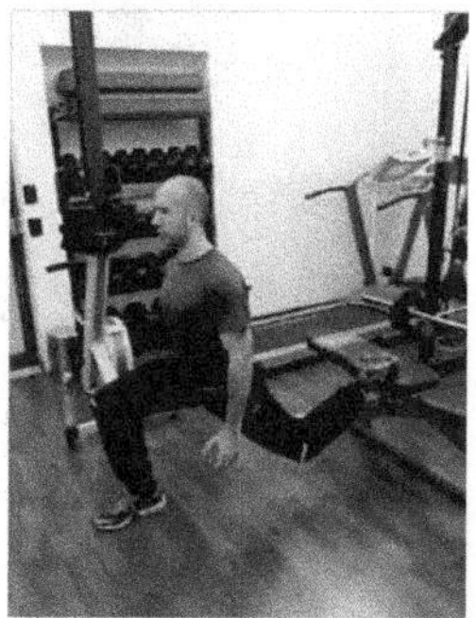

Affondi anteriori\posteriori: piedi larghezza bacino. Eseguire un bel passo in avanti piegando la gamba anteriore. Tornare alla posizione di partenza in modo deciso, facendo forza sempre con la gamba anteriore. Badate a non "buttarvi" in avanti e a mantenere il busto sempre dritto. Il ginocchio anteriore non deve andare oltre la punta del piede. Negli affondi posteriori eseguirete il medesimo movimento, ma, in questo caso, facendo un passo indietro con la destra, per esempio, e tornando in posizione eseguendo lo sforzo con la gamba sinistra.

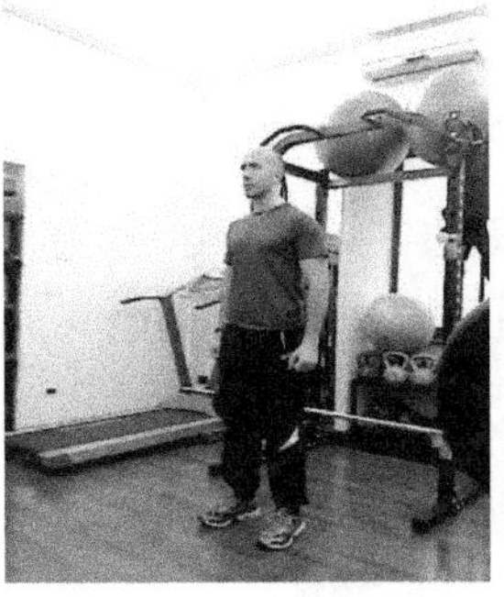 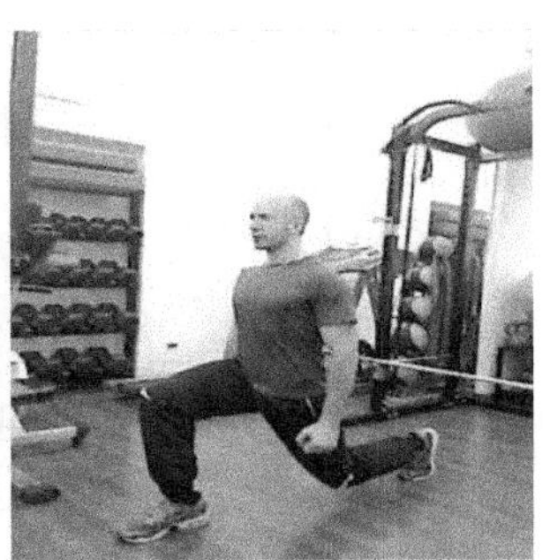

Leg curl con fitball: piedi poggiati sulla fitball e gambe distese. Sollevate i glutei e tirate i piedi verso di voi. Alla fine del movimento dovrete avere una linea dritta passante dal ginocchio alla spalla.

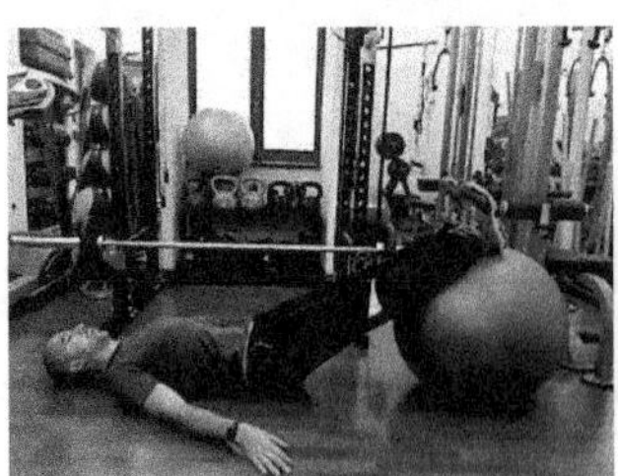 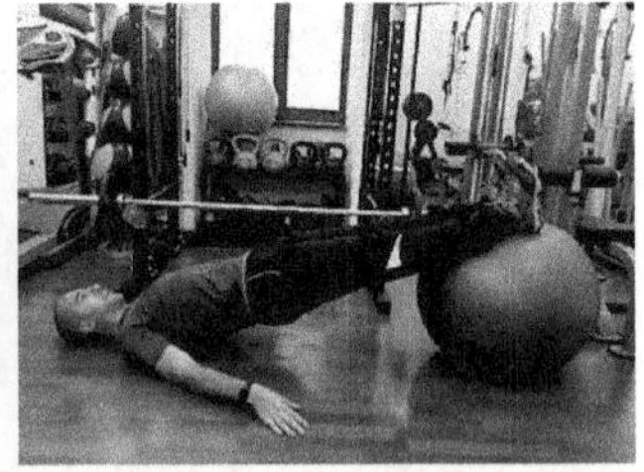

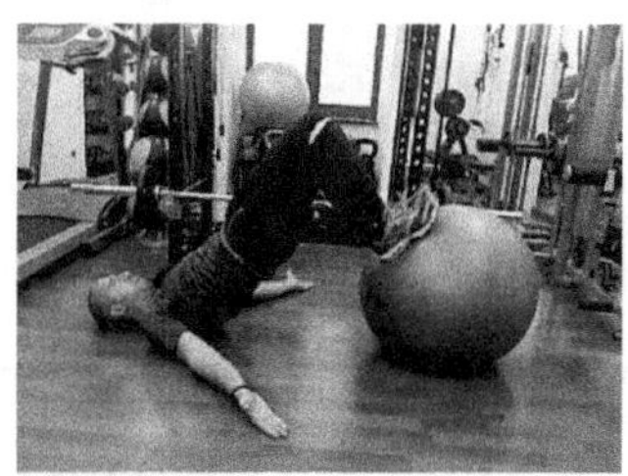

Dorsali

Lat machine avanti: ponetevi in corrispondenza del cavo, busto dritto, presa poco più larga delle spalle. Da braccia quasi completamente distese, tirate alle clavicole. Stop di 1 secondo e ritornate alla posizione di partenza. Busto sempre dritto, non inclinatevi indietro.

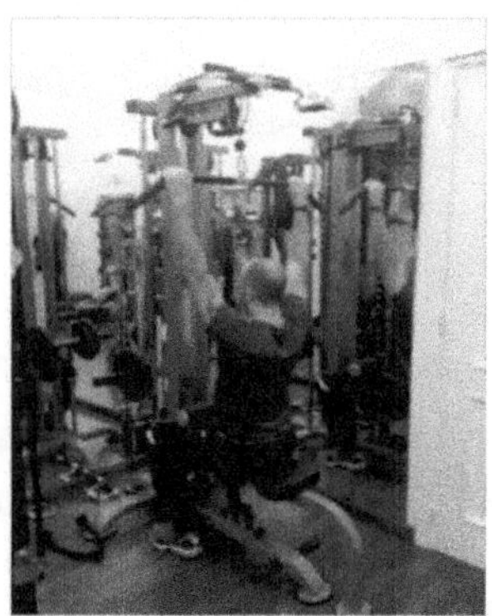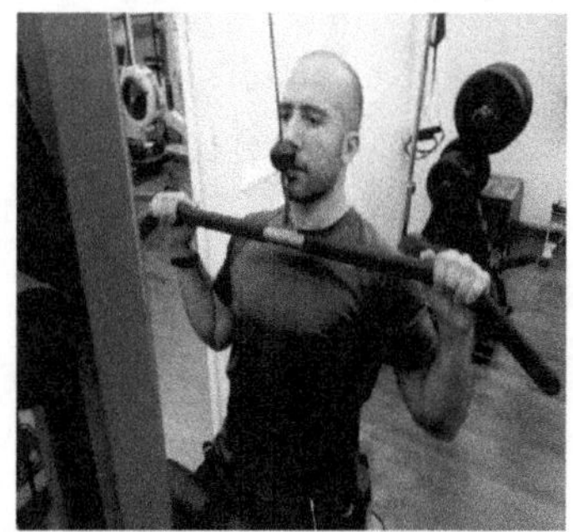

Lat Pull down braccia tese con corda: ponetevi di fronte alla lat machine. Afferrate la corda e mantenete le braccia completamente distese dinanzi a voi. Da qui tirate in modo deciso fino a toccare le cosce. Stop di 1 secondo e tornate lentamente. Le braccia non si devono mai piegare nel corso dell'esercizio.

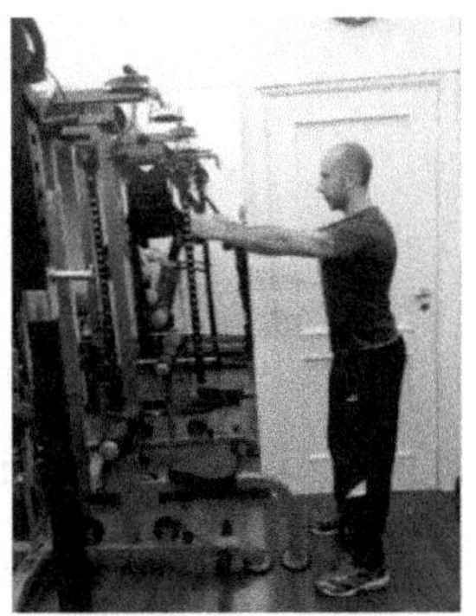 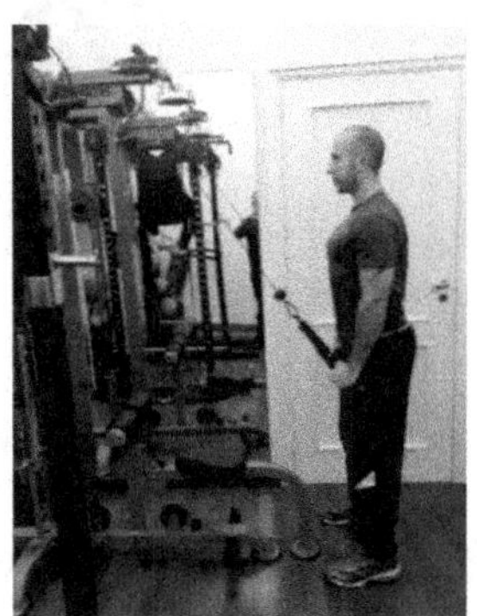

Tirate allo sterno con trazibar: seduti al pulley orizzontale. Impugnate una trazibar, da braccia quasi completamente distese, tirate allo sterno mantenendo i gomiti alti ad altezza spalle. Stop di 2 secondi e tornate.

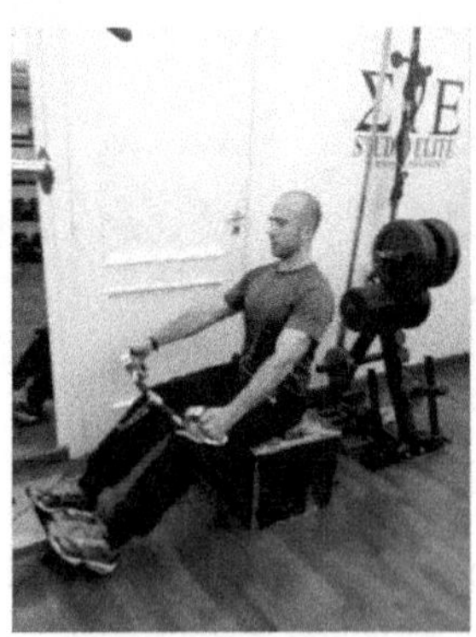 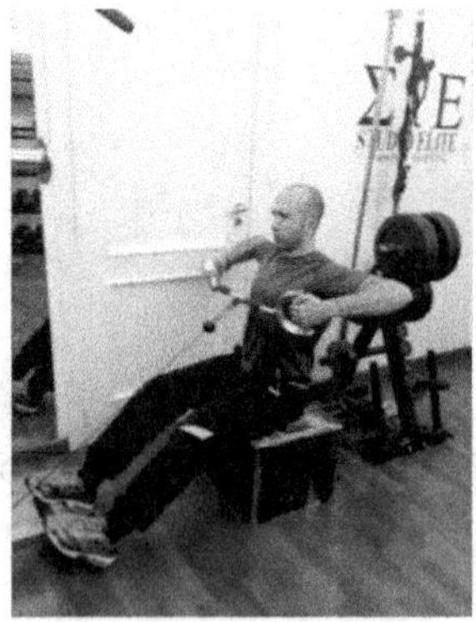

Rematore manubrio: poggiatevi a una panca come nella foto. Il braccio impugna il manubrio disteso al 90%. Da qui tirare in modo deciso verso il bacino; e non verso l'alto, mi raccomando. Stop di 2 secondi e ritorno alla posizione iniziale.

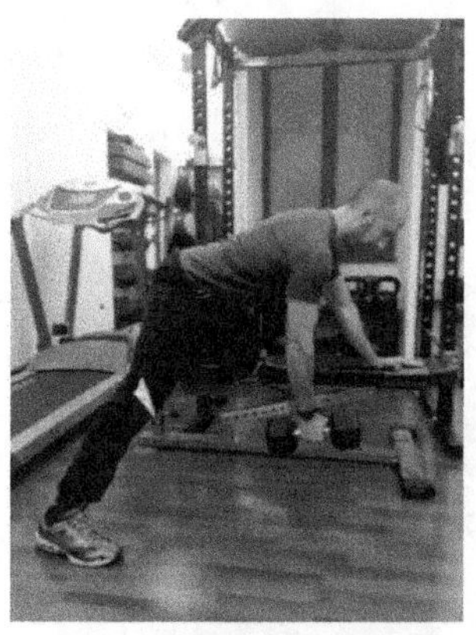 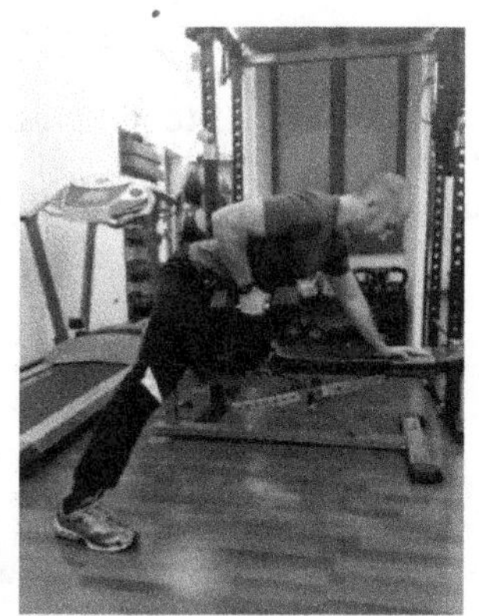

Shrug con manubri: impugnate due manubri, braccia distese e rilassate. Da qui sollevare le spalle in direzione delle orecchie. Stop di 2 secondi e poi ritornate alla posizione di partenza.

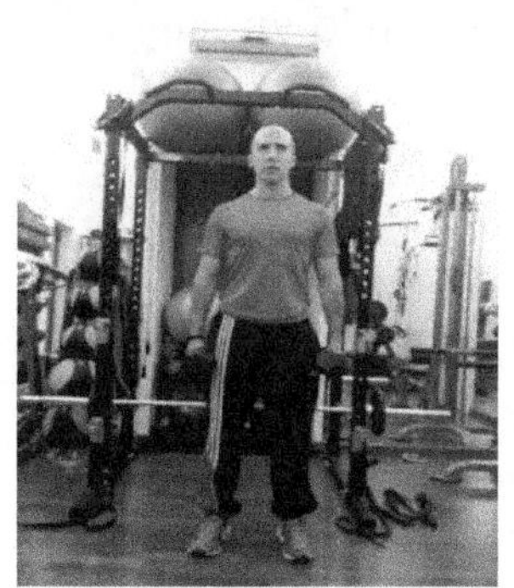 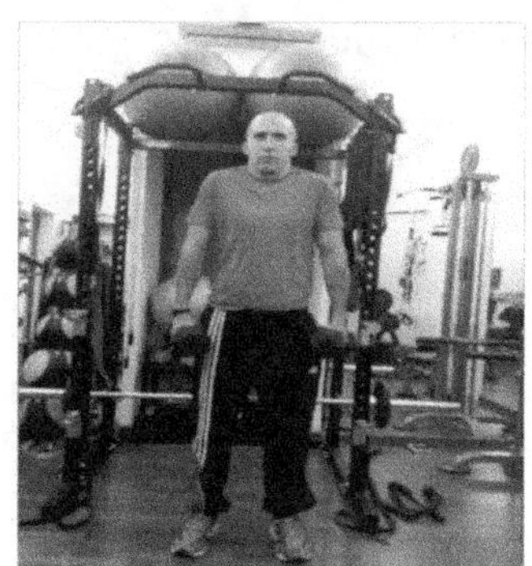

Addominali

Crunch su fitball al cavo\manubrio: distendetevi su di una fitball e afferrate le corde. Da questa posizione "accartocciatevi" in modo esplosivo, espirando, fino al punto di massima contrazione. Stop di 2 secondi e lentamente tornate alla posizione di partenza. Quando lo eseguite con sovraccarico, poggiate il manubrio sul petto, altezza spalle, ed eseguite lo stesso movimento.

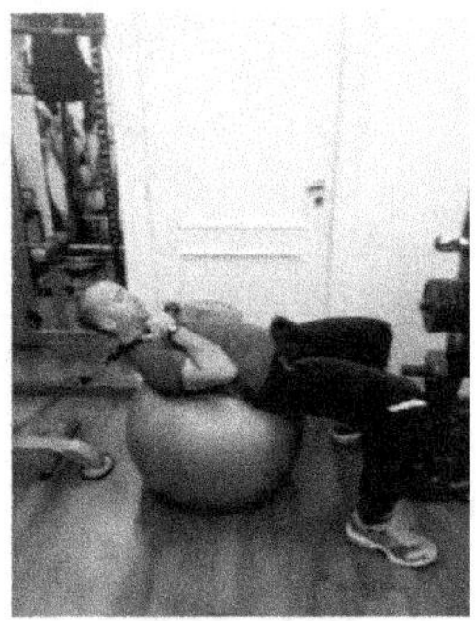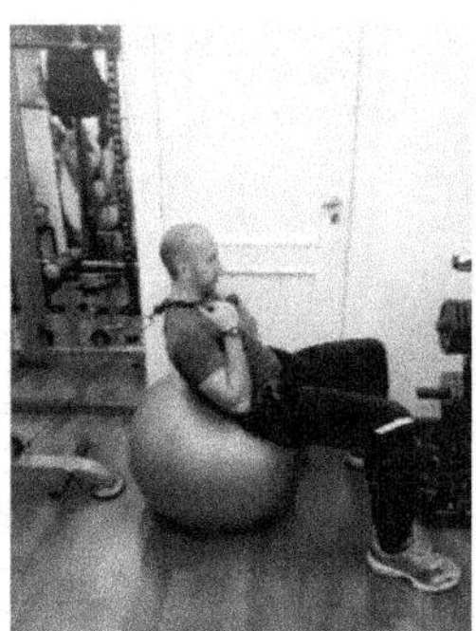

Tenute isometriche alla sbarra: afferrate la sbarra delle trazioni. Sospendetevi piegando le gambe e creando un angolo di 90° tra coscia e gambe.

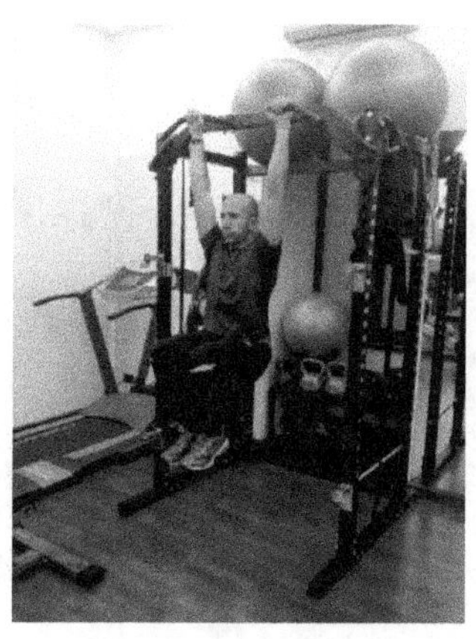

Ponte isometrico laterale con fitball: come il classico ponte isometrico, ma ora dovrete mantenere una fitball tra le gambe per cui aumenta la difficoltà.

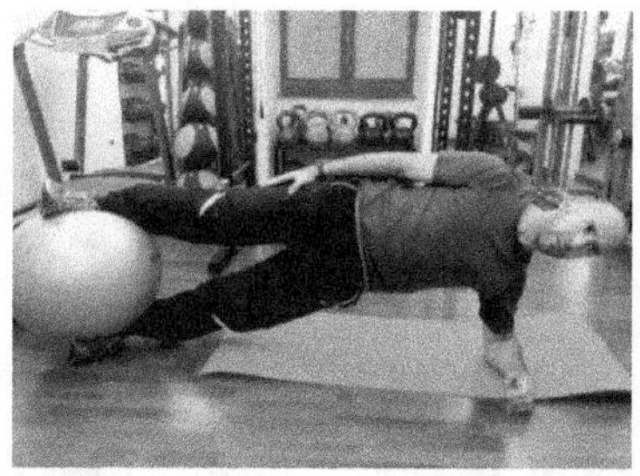

Russian twist con palla medica: busto inclinato a 45°, braccia distese, ruotare lentamente verso sinistra il busto mantenendo costante l'inclinazione del busto. Lentamente tornare al centro e ripetere dal lato opposto. Potete bloccare i piedi sotto i fermi di una classica panca per gli addominali.

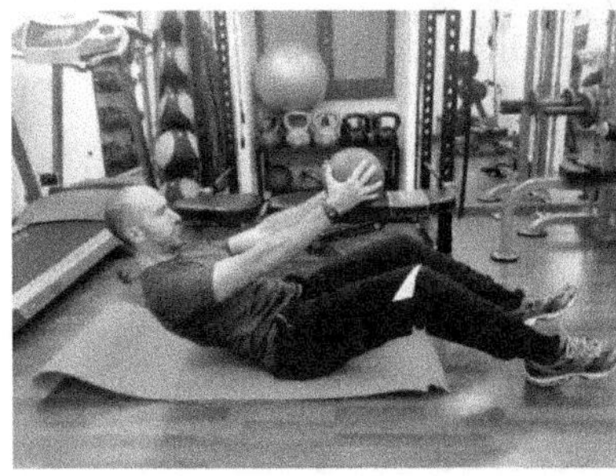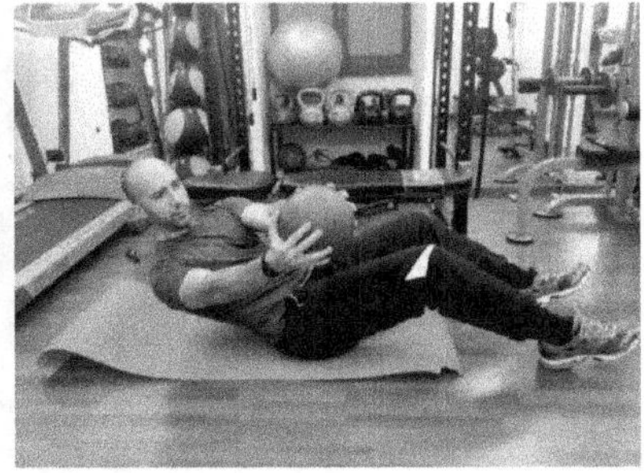

Side bend con manubrio: in piedi, manubrio impugnato in una mano. Flettetevi lateralmente dal lato del manubrio cercando il massimo allungamento possibile dell'altro lato. Da questa posizione risalite lentamente portandovi al lato opposto.

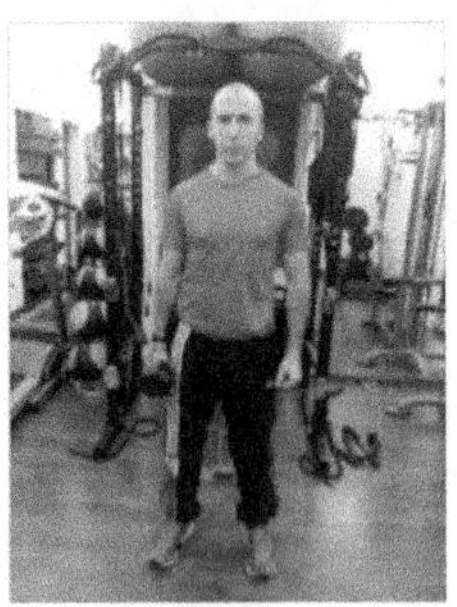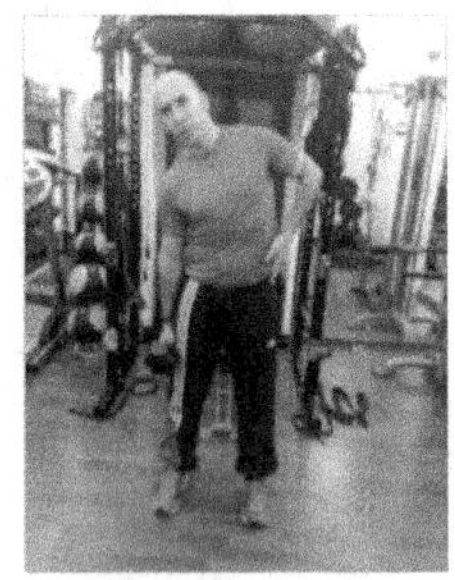

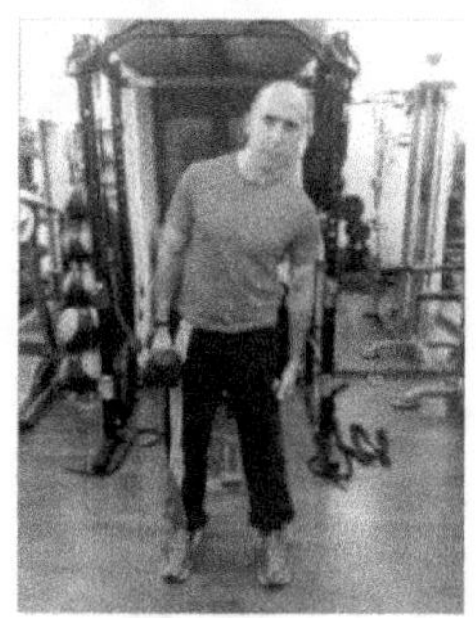

Conclusione

Change Your Body é il programma di allenamento che modificherà radicalmente il tuo corpo. Mai più le solite e noiose tabelle, ma un programma efficace e avvincente. Con il trascorrere dei mesi vedrai il tuo fisico prendere una nuova forma, la forma che hai sempre desiderato avere. Ora é possibile ottenerla! Ti assicuro che, se inizierai a nutrire i tuoi muscoli nel migliore dei modi, ad allenarti in modo programmato senza lasciare nulla al caso e se adotterai uno stile di vita sano, otterrai molto più di quanto tu possa immaginare. Non hai idea di quanti siano rimasti stupiti dai risultati che hanno raggiunto senza uso di farmaci e sostanze illegali. *Change Your Body* tirerà fuori tutto il tuo potenziale; capirai che il tuo corpo ha ancora grandi margini di miglioramento.

Buon Allenamento!

Andrea Malzone